Roland Voigtel
Sucht

Viele Begriffe, die wir aus der Psychoanalyse kennen, blicken auf eine lange Geschichte zurück und waren zum Teil schon vor Freuds Zeit ein Thema. Einige Begriffe haben längst den Weg aus der Fachwelt hinaus in die Umgangssprache gefunden. Alle diese Begriffe stellen heute nicht nur für die Psychoanalyse, sondern auch für andere Therapieschulen zentrale Bezugspunkte dar.

Die Reihe »Analyse der Psyche und Psychotherapie« greift grundlegende Konzepte und Begrifflichkeiten der Psychoanalyse auf und thematisiert deren jeweilige Bedeutung für und ihre Verwendung in der Therapie. Jeder Band vermittelt in knapper und kompetenter Form das Basiswissen zu einem zentralen Gegenstand, indem seine historische Entwicklung nachgezeichnet und er auf dem neuesten Stand der wissenschaftlichen Diskussion erläutert wird.

Alle Autorinnen und Autoren sind ausgewiesene Fachleute auf ihrem Gebiet und können aus ihren langjährigen Erfahrungen in Klinik, Forschung und Lehre schöpfen. Die Reihe richtet sich in erster Linie an Psychotherapeutinnen und -therapeuten aller Schulen, aber auch an Studierende in Universität und Therapieausbildung.

Unter anderem sind bereits erschienen:

Band 3 Wolfgang Berner: Perversion. 2011.
Band 4 Hans Sohni: Geschwisterdynamik. 2011.
Band 5 Joachim Küchenhoff: Psychose. 2012.
Band 6 Benigna Gerisch: Suizidalität. 2012.
Band 7 Jens L. Tiedemann: Scham. 2013.
Band 8 Ilka Quindeau: Sexualität. 2014.
Band 9 Angelika Ebrecht-Laermann: Angst. 2014.
Band 10 Hans-Dieter König: Affekte. 2014.
Band 11 Bernhard Strauß: Bindung. 2014.
Band 12 Ludwig Janus: Geburt. 2015.
Band 13 Jürgen Grieser: Triangulierung. 2015.
Band 14 Bernd Nissen: Hypochondrie. 2015.
Band 16 Joachim Küchenhoff: Depression. 2017.
Band 17 Diana Pflichthofer: Trennungen. 2017.
Band 18 Gianluca Crepaldi: Containing. 2018.
Band 19 Thomas Auchter: Trauer. 2019.
Band 20 Mathias Hirsch: Schuldgefühl. 2020.
Band 21 Wolfgang Wöller: Dissoziation. 2020.

Band 15 **Analyse der Psyche und Psychotherapie**

Roland Voigtel

Sucht

Psychosozial-Verlag

Bibliografische Information der Deutschen Nationalbibliothek
Die Deutsche Nationalbibliothek verzeichnet diese Publikation in der Deutschen Nationalbibliografie; detaillierte bibliografische Daten sind im Internet über http://dnb.d-nb.de abrufbar.

4. Auflage 2021

Gesetzlich vertreten durch die persönlich haftende Gesellschaft Wirth GmbH,
Geschäftsführer: Johann Wirth
Walltorstraße 10, 35390 Gießen, Deutschland
06 41 96 99 78 0
info@psychosozial-verlag.de
www.psychosozial-verlag.de

Umschlaggestaltung nach Entwürfen von Hanspeter Ludwig, Wetzlar
Innenlayout: Hanspeter Ludwig, Wetzlar
Satz: metiTEC-Software, me-ti GmbH, Berlin
Druck und Bindung: Druckhaus Bechstein GmbH
Willy-Bechstein-Straße 4, 35576 Wetzlar, Deutschland
Printed in Germany

ISBN Print-Ausgabe: 978-3-8379-2306-3
ISBN E-Book-PDF: 978-3-8379-7321-1
ISSN Print: 2943-6222
ISSN Digital: 2943-6230

Inhalt

Berührungsfurcht versus soziale Relevanz – Einleitung

Sucht ist, auch innerhalb der Psychoanalyse, ein ungeliebtes Thema. Das mag mit den abstoßenden Eindrücken von Verwahrlosung und affektivem Kontrollverlust zusammenhängen, die man bei zufälligen oder regelmäßigen Begegnungen im öffentlichen oder privaten Raum gewinnen kann. Das mag mit den progredienten oder chronisch irreversiblen Verläufen schwerer Fälle zusammenhängen und den wenig Erfolg versprechenden Therapiebemühungen, mit denen Kliniker sich konfrontiert sehen, sowie mit der Schwierigkeit, mit diesen Patientinnen und Patienten überhaupt in einen tragfähigen emotionalen Kontakt zu kommen.

Es gibt aber auch eine fast magisch zu nennende Berührungsfurcht, die Resultat eines umfassenden öffentlichen Diskurses ist, wonach jeder von uns »irgendwie« süchtig bzw. von irgendeinem Mittel oder irgendeiner Tätigkeit auf krankhafte Weise abhängig sei oder in der Gefahr schwebe, es zu werden, und sich hüten müsse. Bei den aktuellen Warn- und Abschreckungskampagnen gegen den Zigarettenkonsum beispielsweise werden Genuss, Gewohnheit und Abhängigkeit gleichgesetzt und Raucher grundsätzlich für unvernünftig, selbstzerstörerisch und rücksichtslos erklärt. In der Boulevardpresse wird immer noch bestimmten Drogen, hauptsächlich Heroin und Kokain, die Fähigkeit zugesprochen, aktiv süchtig zu *machen*. Nächtelang am Computer zu sitzen und Onlinespiele zu spielen wird zur Sucht erklärt und der »Workaholic« gehört zum allgemeinen Sprachschatz. Wer regelmäßig Wein oder Bier trinkt, tut das oft mit einem leisen schlechten Gewissen. Und jeder, der sich mit »Sucht« oder »Abhängigkeit« beschäftigen möchte, muss damit rechnen, über kurz oder lang zu erkennen, dass er selbst eine »süchtige Ecke« hat bzw. bestimmten Versuchungen nicht widerstehen kann. Kaum jemand möchte aber gern zu den Willensschwachen und Fremdgesteuerten gehören.

Entgegen diesem »weiten« Suchtbegriff muss festgehalten werden, dass Sucht eine spezifische Krankheit mit angebbaren Ursachen ist und nicht einfach jeder befallen werden kann. Allabendlich zwei Gläser Wein zu trinken, muss keine Sucht sein, sondern kann eine schöne Gewohnheit darstellen, die dem Leben Beständigkeit verleiht, ein Mittel zur Entspannung ist, ein Ritual, um den Feierabend einzuleiten. Auch sich gelegentlich mit Alkohol oder Cannabis zu berauschen muss kein Suchtsymptom sein, sondern kann einen Wunsch nach ungewöhnlichen Erfahrungen ausdrücken, nach einer zeitweiligen Flucht aus dem Alltag, nach einer künstlichen Heiterkeit oder Träumerei. Nicht einmal sich einer Gefahr auszusetzen oder sich potenziell zu schaden muss Zeichen einer Sucht sein, denn Risiken stecken in vielem, was wir gern tun, man denke ans Autofahren oder an bestimmte Sportarten.

Was die Sucht geradezu grundsätzlich zu einem ungeliebten Thema macht, das ist die moralische Abwertung, die in der Öffentlichkeit und in unserem eigenen Über-Ich nach wie vor wirkt. Die Verachtung des haltlosen Trinkers ist seit dem 16. und besonders stark im 19. Jahrhundert Inhalt zahlloser Kampagnen gewesen, die ursprünglich von den protestantischen Kirchen ausgingen.

Im Kontrast zur Unbeliebtheit des Themas steht seine gesellschaftliche Relevanz. »Nach den Daten […], die vom Robert-Koch-Institut in den Jahren 2008 bis 2011 erhoben wurden, rauchen 29,7 Prozent der 18- bis 79-jährigen Erwachsenen […]. Der Anteil der Frauen und Männer, die zwanzig oder mehr Zigaretten am Tag rauchen, beträgt 6,0 bzw. 10,6 Prozent« (Drogenbeauftragte, 2015a). Und: »9,5 Mio. Menschen in Deutschland [ca. 16,5 Prozent der über 15-Jährigen] konsumieren Alkohol in gesundheitlich riskanter Form […]. Etwa 1,3 Mio. Menschen [ca. 2,3 Prozent] gelten als alkoholabhängig« (Drogenbeauftragte, 2015b). Gemäß Information der Bundesdrogenbeauftragten sollen nach Schätzungen in Deutschland 1,4 bis 1,9 Mio. Menschen (ca. 2,5–3,3 Prozent) abhängig von psychisch wirksamen Medikamenten (hauptsächlich Benzodiazepinen) sein, wobei Frauen und ältere Personen stärker betroffen sind (vgl. Drogenbeauftragte, 2015c).

Wesentlich kleiner sind die Zahlen bei den illegalen Drogen. Gemäß REITOX-Bericht (Drogenbeauftragte, 2015d) haben 1,44 Mio.

der 12- bis 64-Jährigen (etwa 2,5 Prozent) in Deutschland im vergangenen Monat (zum Zeitpunkt der Befragung) illegale Drogen, hauptsächlich Cannabis, konsumiert (Drogenbeauftragte, 2015d, PDF, S. 31). Die Hälfte davon kann als regelmäßiger Konsumentenkreis angesehen werden. Davon wiederum kann man ein Sechstel bis ein Drittel (also 120.000 bis 240.000) für abhängig halten. Darüber hinaus existiert eine Schätzung, wonach es in Deutschland rund 200.000 Konsumenten von illegalen Substanzen ohne Cannabis, hauptsächlich von Opiaten, gebe (vgl. ebd.).

Was die sogenannten Verhaltensabhängigkeiten betrifft, so schätzte die Bundeszentrale für gesundheitliche Aufklärung im Jahr 2013 die Zahl der pathologischen Glücksspieler unter den 16- bis 64-jährigen Einwohnern auf 368.000 (0,68 Prozent) (Drogenbeauftragte, 2015e). Von den 14- bis 64-Jährigen wird etwa 1 Prozent (also 550.000) als »internetabhängig« eingeschätzt, wobei Jugendliche und junge Erwachsene häufiger betroffen sind (Drogenbeauftragte, 2015f).

Außer bei den oben genannten Medikamentenabhängigen sind bei denen, die »häufigen«, »riskanten«, »schädlichen« und schließlich auch »abhängigen« Konsum von Tabak, Alkohol, Glücksspiel oder illegalen Drogen betreiben, immer die Männer deutlich in der Überzahl.

Bei den Krankheits- und Todesfolgen steht das Rauchen an erster Stelle: An den direkten langfristigen Folgen sterben in der Bundesrepublik jährlich 110.000 Menschen. »Durchschnittlich verlieren starke Raucher über zehn Jahre ihrer Lebenserwartung« (Drogenbeauftragte, 2015a). An den direkten und indirekten Folgen ihres Alkoholmissbrauchs sterben jedes Jahr 74.000 Menschen (vgl. Drogenbeauftragte, 2015b). Als direkte Folge des Konsums (sämtlicher) illegaler Drogen starben in der jüngeren Vergangenheit circa 1.000 Menschen jährlich. Die von den Krankenversicherungen zu zahlenden Behandlungskosten für Suchtfolgen plus die indirekten Kosten in Gestalt von Einkommens- und Vermögensverlusten, im Rausch oder als Suchtfolge eingetretenen Zerstörungen, Unfällen, Arbeitsfehlern, Schädigungen anderer Personen werden auf jährlich circa 50 Mrd. Euro geschätzt (vgl. Drogenbeauftragte, 2015a, 2015b). Auf jeden Fall kann man von der Sucht als einer psychischen Volkskrankheit sprechen.

Im Gegensatz zur epidemiologischen Herangehensweise wird es im Folgenden um die Frage nach der inneren Motivation von Süchtigen gehen: Warum wird jemand beispielsweise zum Trinker? Der Beitrag, den die Psychoanalyse zum Verständnis der Sucht leisten kann, ist die Klärung der Fragen nach den psychischen, teilweise unbewussten Antrieben bzw. umgekehrt danach, welches emotionale Erleben mit dem süchtigen Verhalten vermieden werden soll und wie diese Vermeidung innerpsychisch strukturiert ist (fachlich gesprochen: wie die Abwehrorganisation aussieht). Aus der Beantwortung dieser Fragen ergeben sich bestimmte Konsequenzen für die Therapie, insbesondere für die therapeutische Beziehungsgestaltung.

Was die Erklärung der Sucht und daraus folgende Therapiekonzepte betrifft, so gab es im Lauf der Jahrzehnte innerhalb der Psychoanalyse sowohl eine Entwicklung von der Auffassung einer unreifen Lust zur Auffassung der Abwehr eines basalen Leidensgefühls als auch ein »pluralistisches« Nebeneinander verschiedener Auffassungen. Da die Psychoanalyse historisch gesehen deutlich später auf den Plan getreten ist als das Suchtphänomen selbst, baut ihr Verstehen der Sucht notwendigerweise auf Vorgänger auf (welche die Sucht als ein »Laster«, ein moralisches Vergehen sahen, als rein körperliche Vergiftungsfolge oder als ererbte Disposition), grenzt sich schließlich aber auch deutlich von ihnen ab.

Frühe psychoanalytische Erklärungen

Alternativ zur medizinischen Lehre, die sich mit dem Alkoholismus bzw. der Sucht allgemein nur als körperlicher Abhängigkeit befasste, als Folge der Gewöhnung des körperlichen Stoffwechsels an die regelmäßige Zufuhr hoher Dosen von Alkohol, Opiaten oder Barbituraten, beschäftigte sich die Psychoanalyse von vornherein mit der Sucht als einem psychisch motivierten Phänomen. Im Gegensatz zur psychiatrischen Meinung wiederum, dass die psychische Disposition zum Süchtigwerden ererbt sei, gingen Sigmund Freud und Karl Abraham davon aus, dass der Grund für eine triebhafte Maßlosigkeit in den (erworbenen) Motiven und psychischen Kräfteverhältnissen im Inneren des betroffenen Individuums zu suchen sei.

Ersatzlust und neuer Trieb

Sigmund Freud definierte die Sucht zunächst als »Ersatz des mangelnden Sexualgenusses«, erklärte als »Quelle« für »das imperative Bedürfnis« der Sucht den Sexualtrieb bzw. dessen Einschränkung und entdeckte in den süchtigen Handlungen Teile oder regressive Vorformen des »normalen Sexuallebens«, insbesondere das Streben, möglichst direkt in das Reich der (sexuellen) Fantasie, der (orgastischen) Entladung und der (postorgastischen) Ruhe zu gelangen, um komplexere Beziehungsumstände zu vermeiden. Entsprechend stellte er zunächst die zwanghafte Masturbation an den Anfang der Suchtreihe (1898, S. 505f.). Später sah er einen besonderen Zusammenhang zwischen dem lustvollen kindlichen Lutschen und Saugen und dem erwachsenen lustvollen Trinken und Berauschtsein (vgl. 1905a, S. 83) und begründete damit das *Oralitätskonzept* der Sucht. Demzufolge besteht Sucht im Wesentlichen aus einer Regression auf die frühkindliche orale Phase, Mund und Magen werden erogen besetzt.

Karl Abraham betonte als den zentralen Suchtmechanismus beim Alkoholiker die Verschiebung der Lust vom Sexualakt auf die Enthemmung als »Vorlust« und bemerkte eine Verwandtschaft zu den Verschiebungen der Perversion. Der Alkoholiker wende sich von der intimen Sexualität mit Frauen ab und genieße mittels des Alkohols die Enthemmung als Stärke. Größenideen würden freigesetzt und die Enthemmung würde sich auch auf normalerweise abgewehrte Strebungen beziehen wie Homosexualität, Inzest, Exhibitionismus, Voyeurismus, Masochismus und Sadismus (vgl. 1908/1972). Auf diese Weise erklärten sich auch die im Alkoholrausch gehäuft verübten »Roheitsdelikte« (ebd., S. 31).

Der ungarische Analytiker Sándor Radó, der 1926 und 1934 die beiden ersten intensiven psychoanalytischen Studien zur Sucht im Allgemeinen geschrieben hat, nahm den Gedanken der quasiperversen Verselbstständigung des süchtigen Begehrens wieder auf. Ihm zufolge sucht der Süchtige den »toxischen Rausch«, der von ihm auch als »pharmakogener Orgasmus« bezeichnet wird. In diesem »lernt das Individuum eine neue Art der erotischen Befriedigung kennen, die mit den natürlichen Modalitäten der Sexualbefriedigung in Wettbewerb tritt« (1926, S. 365). Als Vorläufer definierte er einen »alimentären Orgasmus« im Sinne von »Sattsein«, der im Vergleich zum genitalen einen »gestreckten Verlauf« habe und sich durch ein »allgemeines diffuses Wollustgefühl« auszeichne (ebd., S. 372f.). Da die pharmakogene Befriedigung »meta-erotisch« direkt auf das Gehirn wirke, verliere die genitale Erregung an Bedeutung und Erstere könne zu einem selbstständigen Ziel werden.

Der amerikanische Psychiater und Sozialforscher Nils Bejerot bezeichnete dieses Phänomen in den 1970er Jahren dann als den »psycho-physiologischen Kurzschluss des Lust-Unlust-Prinzips«, soll heißen, dass Lust ohne den Umweg über Beziehungsaufnahme, körperliche Erregung oder Arbeit (unnatürlich) direkt gewonnen und das Realitätsprinzip neurophysiologisch umgangen werden kann. Er bezeichnete die Sucht als einen »künstlichen Trieb«.

Unter der Hand hat mit dieser Bezeichnung ein Sprung in ein anderes wissenschaftliches System, nämlich das der Neurobiologie, stattgefunden, in welchem nach der subjektiven Qualität des toxischen Rausches gegenüber den natürlichen Räuschen und gegenüber den Motiven, weshalb auf den »künstlichen Trieb« umgeschaltet wird, nicht mehr gefragt wird. Die Frage, weshalb bestimmte Menschen der kurzschlüssigen Befriedigung verfallen und andere nicht, wird nun nicht mehr beantwortet. Die Bezeichnung der Sucht als einen durch Toxinexposition erzeugten neuen Trieb – eine Auffassung, die auch aktuell noch von bestimmten Psychoanalytikern vertreten wird (vgl. Subkowski, 2008, S. 80) – greift auf die Suchterklärung des deutschen Arztes Christoph Wilhelm Hufeland und des schottischen Arztes Thomas Trotter aus dem frühen 19. Jahrhundert zurück und übergeht alle zwischenzeitlich erfolgten Korrekturen und Ergänzungen.

Die Initialverstimmung

Sándor Radó hatte geschrieben, dass gegenüber der pharmakogenen Befriedigung die genitale Erregung an Bedeutung verliere, aber er schrieb von keinem Automatismus der Suchtentstehung, sondern von einem »Wettbewerb« mit den anderen Befriedigungsmöglichkeiten. Für ihn existierten innerpsychische Gründe für die Entwicklung einer Sucht. Ausgangspunkt des Strebens nach Rausch sei eine »Initialverstimmung«, die »eine hohe Unlustspannung und gleichzeitig eine hochgradige Intoleranz gegen Unlust« zeige (1934, S. 19).

Diese Initialverstimmung führte er zunächst (1926) auf einen nicht weiter erklärten, quasi konstitutionellen ungenügenden »Reizschutz« des Ich gegen unlustvolle Affekte zurück, die mit Über-Ich-Verboten und Triebversagungen verbunden seien, dann (1934) auf die Wahrnehmung des Ich, dass es nicht in der Lage sei, in der Realität befriedigend zu operieren und ein stabiles Selbstgefühl, einen gesunden Narzissmus zu entwickeln. Diese Wahrnehmung vergleiche das Ich mit seinen frühkindlichen Vorstellungen von Allmacht und lustvoller Symbiose und sei enttäuscht. Anders gesagt: Der prospektiv Süchtige kann sein Real-Ich und sein Ich-Ideal, das der Nachfolger der kindlichen Allmachtsvorstellungen ist, nicht integrieren. Im Rausch komme es zu einem Anstieg der Selbstliebe, indem die Anforderungen der Realität ausgeblendet werden und die Allmachts- und Verschmelzungsgefühle die Oberhand bekommen. Die Initialverstimmung werde betäubt bzw. bekämpft. Nach dem Rausch kehre die Verstimmung allerdings zurück, und zwar verstärkt um die Erfahrung, den Rausch zu brauchen, um die eigene Schwäche aushalten zu können, also auch noch eine Bestätigung dieser demütigenden Schwäche bzw. Wertlosigkeit. Der Rauschwunsch entstehe erneut, ein Circulus vitiosus komme in Gang.

Ähnlich wie Radó bei der Rauschgiftsucht hatte Edmund Bergler (1936) im Anschluss an Freuds Dostojewski-Analyse beim pathologischen Spielen den rauschhaften Triumph konstatiert und den zugrunde liegenden narzisstischen Allmachtsanspruch mit anschließendem selbstbestrafendem Scheitern herausgearbeitet. 1988 griff der deutsche Analytiker Jürgen Kind diese Theorie auf und formulierte als eine hintergründige Angst bei Spielsüchtigen jene vor dem »Verschlungenwerden« im nahen Objektkontakt. Diese Angst wäre eine spezifische Form der »Initialverstimmung«. Durch die »Schwerelosigkeit« des Spielens mit hohem Risiko (mit der Gefahr des »Absturzes«) werde die Freiheit der »Objektlosigkeit« gesucht. Diese Freiheit von sozialer Verpflichtung und Verschlingensangst, vielleicht auch gerade ihre zeitliche Begrenzung und Fragilität, die das Gefühl noch intensivieren, erzeuge eine zeitweilige Euphorie, die mit Allmachtsfantasien gekoppelt sei. Zugleich mit der Euphorie entstehe Angst, sich zu sehr zu entfernen, den zwischenmenschlichen Kontakt ganz zu verlieren, sodass der Spieler auch den Verlust suche und sich in seinen Gläubigern und anderen Menschen, die er durch Lügengeschichten mit sich verstricke, Objekte schaffe, die ihm nahekommen – allerdings verfolgend oder »verschlingend«, was ihm Anlass gebe, die nächste Rauschfreiheit zu suchen (vgl. Kind, 1988).

Die Neuerung bei Radó ist neben den narzissmustheoretischen Überlegungen die Akzentverschiebung in der Auffassung der Sucht von einer (ins Orale oder Metaerotische) verschobenen Lust zur Abwehr einer basalen Unlust oder Verstimmung. Der Gedanke vom Rauschmittel als künstlichem Reizschutz gegen die Unlust bereitende Realität ist auch bei Freud schon zu finden. Er zitiert Wilhelm Busch mit dem Spruch »Wer Sorgen hat, hat auch

Likör« (Freud, 1930, S. 432), aber er thematisiert nicht, dass bestimmte Menschen konstant und »initial« gereizt oder verstimmt sind, nur eine geringe Frustrationstoleranz besitzen und deshalb den künstlichen Reizschutz »brauchen«.

Die Initialverstimmung kann sehr mächtig und offen auftreten und vom Patienten auch explizit formulierbar sein:

> Herr Lutz, ein dreißigjähriger professioneller Pop-Musiker, kam nach einem Suizidversuch und mit einer schweren Alkoholproblematik in die Behandlung. Er beschrieb als quälend und im nüchternen Zustand kaum auszuhalten eine permanente Gereiztheit bzw. aggressive Ungeduld, die er sowohl gegen andere Menschen als auch sich selbst gegenüber empfinde. Zugleich fühle er eine dauernde Bedrückung, die er nicht genauer beschreiben könne, die wir in der Therapie aber recht schnell als Scham identifizierten. Bei jedem Fehler, den er in seiner Arbeit oder im Kontakt mit anderen Menschen mache, durchfahre ihn ein heißes Peinlichkeitsgefühl und eine innere Stimme befehle ihm, sich umzubringen. Er klagte über dauernde Müdigkeit, Schlafstörungen und »Gedankenkreisen«, in denen es darum gehe, dass er nichts zustande gebracht habe, dass seine Eltern sich für ihn schämen müssten, er nicht geboren sein sollte, er das Gefühl habe, nirgendwo dazuzugehören und er sein Leben eigentlich nur schauspielere, sich im Kern hohl fühle. Der Alkohol betäube diese schrecklichen Gefühle, weshalb er sich so gut wie jeden Abend in Klubs und Bars betrinke. Oft verliere er dann die Kontrolle und trinke bis zur Bewusstlosigkeit. Freunde berichten ihm, dass er im volltrunkenen Zustand aggressiv werde, Leute beleidige, Prügeleien anfange und Frauen sexuell belästige. Er könne sich daran nie erinnern und fühle sich sehr schuldig bzw. sehe es als Beweis für seine innere Schlechtigkeit.

Die Initialverstimmung kann aber auch eher versteckt und hintergründig wirken und für den Patienten selbst kaum zu greifen sein:

> Frau Sommer, eine vierzigjährige, alleinerziehende Mutter von zwei Kindern, Buchhändlerin, suchte die Therapie wegen Ver-

> sagensängsten und gelegentlichen depressiven Verzweiflungszuständen auf, wenn sie sich überfordert fühlte und wegen regelmäßigen (wöchentlichen) »Weinabenden«, wie sie sie doppeldeutig nannte. Diese Weinabende finde sie schlimm, könne auf sie aber nicht verzichten. An diesen Abenden trinke sie für sich allein mindestens eine Flasche Weißwein, weine dabei, bemitleide sich und ergehe sich in traurig-schönen Träumereien über ehemalige Partner sowie über die »große«, sie rundum glücklich machende Liebe, die noch kommen werde.

Nüchtern meisterte Frau Sommer ihr Leben sehr pragmatisch und diszipliniert. Auffällig war ihre strenge Selbstbeurteilung, mit der sie sich immer mit Kolleginnen und Freundinnen verglich und sich wegen des schlechten Ergebnisses für eine Versagerin hielt.

> In der Analyse berichtete sie einmal, dass sie hintergründig ein »nebelhaftes, graues, nach Keller riechendes Unwohlsein« verspüre, das diffus sei, das sie nicht genauer zu fassen bekomme, das sich »fast körperlich« anfühle und das immer dann spürbar werde, wenn lange Zeit »alles gut oder normal gelaufen« sei. Sie meinte, dass sie immer dann, wenn diese ungreifbare Missstimmung sie plage, besonders kritisch mit sich werde und durch die Vergleiche mit anderen Frauen Fehler bei sich finde, für die sie dann ein schlechtes Gewissen bekomme. Dieses sei greifbarer und besser zu handhaben als das diffuse Unbehagen, und vor allem gäben ihre Fehler ihr einen Grund für die Selbstkritik, an dem man etwas verändern könne. Die Zeit im leichten bis mittleren Alkoholrausch empfand sie als die einzige, in der sie sich sowohl von der inneren Kritik als auch von der hintergründigen Verstimmung frei fühlte.

Die Vorstellung vom Suchtmittel als systematischem künstlichen Reizschutz gegen unerträgliche Affekte und gegen ein demütigendes Gefühl narzisstischer Wertlosigkeit führt direkt zur neueren Konzeption von Edward Khantzian (1985), wonach die Droge vom Abhängigen als »Selbstmedikation« benutzt werde, mit deren Hilfe er seine negativen Affekte »selbst-regulierend« zum Positiven verändern könne. Insbesondere könne er die ihm selbst unbegreifliche, da vorsprachlich erzeugte Initialverstimmung in einen begreifbaren Rausch-Entzugs-Zyklus verwandeln, über den er immerhin einige Kontrolle habe.

Otto Fenichel hat im Anschluss an Radó dessen Konzept von der Initialverstimmung und seine Überlegungen zur lustvollen narzisstischen Verschmelzung in ein radikalisiertes Oralitätskonzept umgewandelt. Sucht ist bei ihm nicht mehr bloße Folge einer (zeitweisen) Hemmung der reifen Sexualität und eine orale Ersatzlust wie bei Freud, sondern »eine großartige Regression« zu einer oralen Fixierung: »Die genitale Organisation löst sich auf« (Fenichel, 1945, S. 259). Der süchtige, oral fixierte Mensch sucht diesem Konzept zufolge bei den anderen Menschen und in der Welt überhaupt einen Zustand der Sicherheit und des Wohlbehagens, wie er ihn in der frühen Kindheit vielleicht erfuhr (»Verwöhnung«) oder gerade vermisste (Versagung und Sehnsucht). Da diese Gaben nicht in der erhofften Weise auftreten, wird die Welt grundsätzlich als kalt, zurückweisend, ja bedrohlich erlebt. Der Süchtige fühlt sich, wenn er nüchtern ist, enttäuscht, einsam, freudlos, bedrückt oder geängstigt. Er versucht, die negativen Gefühle durch exzessive Befriedigung oraler Impulse zu überspielen. Insofern sind »alle Süchte [...] erfolglose Versuche, aktiv mit Schuld, Depression oder Angst fertig zu werden« (ebd., S. 267). Der imperative Zwang, den oralen Impulsen nachzugeben, reiht die Süchte an prominenter Stelle in die von Fenichel sogenannten Impulsneurosen ein.

Selbsthass

Der kleinianische Analytiker Edward Glover entspezifizierte den Suchtbegriff zunächst und entfernte ihn vom Oralitätsprinzip, indem er postulierte, dass »alles, was [...] geeignet ist, die Gefühle von Angst, Langeweile und Depression zu bekämpfen, zum Suchtstoff werden« kann (1932, S. 315), also exzessives Bücherlesen genauso wie das Aufsuchen von Prostituierten oder das entsprechende Funktionalisieren einer Psychotherapie. Sucht definierte er erstmals ganz unabhängig von der Inkorporation eines Mittels als aggressive Regulation unangenehmer Affekte, hierin dem Begriff der Initialverstimmung durchaus folgend. Sodann grenzte er von einer unendlichen Zahl von Süchten die »schädlichen Süchte«

(ebd.) ab, die zu behandeln seien. Diese zeichneten sich dadurch aus, dass das Suchtmittel weniger dazu dienen solle, ein Wohlgefühl im menschlichen Inneren zu bewirken, als vielmehr dazu, eigene innere Anteile, die der Betreffende in sich nicht aushalten kann, auszuschalten bzw. zu zerstören. Diese inneren Anteile seien böse, hassende bzw. verurteilende (mütterliche) Introjekte sowie eigene Hassgefühle und schlechte Selbstbilder. Insofern der Suchtstoff einem Angriff (auf eigene innere Anteile) diene, werde er seinerseits als etwas Zerstörerisches imaginiert, als ein sadistisches Exkret. Durch den fantasierten Angriff auf »böse« innere Anteile würden »gute« Selbstanteile, Affekte und Objektbilder geschützt und könnten während der Wirkung des Suchtstoffes, zum Beispiel während eines Rausches, positiv erlebt werden.

Glover unterstellte, hierin Melanie Klein folgend, einen angeborenen Sadismus (Todestrieb) und machte das Ausmaß der Selbstzerstörung bei einer Sucht von der dispositionellen Stärke der angelegten Hassstrebungen abhängig. Bei milderen Suchtformen würde der Aspekt des Angriffs auf »böse« innere Anteile gegenüber dem Aspekt der Auslösung von Wohlgefühl zurücktreten (Glover, 1932).

Wenn man von der Todestrieb-Unterstellung absieht, dann weitet Glover hier die Vorstellung von der Bekämpfung der »Initialverstimmung«, also schlechter Gefühle im Selbst, aus auf die Bekämpfung der von diesen Gefühlen besetzten Selbst- und Objektbilder und auf die wertenden (bedrohlichen) Instanzen, die diese Gefühle auslösen. Zugleich engt er die Vorstellung von der Abwehr der Initialverstimmung auf einen destruktiven Kampf innerhalb der Seele ein. Illusorische Allmachtsvorstellungen und andere, eher lustvolle Abwehrmittel rechnet er kaum noch zu den Spezifika der Sucht. Mit seiner Betonung des Selbsthasses spitzt er die in Radós Modell als treibende Kraft des süchtigen Teufelskreises wirkende narzisstische Selbstentwertung zu.

Tatsächlich findet man bei schwer Süchtigen über die kaum erträglichen Minderwertigkeitsgefühle hinaus oft starke Selbstschädigungs- und Selbstbestrafungstendenzen. Der deutsche Psychoanalytiker Wolf-Detlef Rost spricht von einer »primären autodestruktiven Tendenz« (1987, S. 92). Der Entzug zum Beispiel wird mit seinen schmerzhaften körperlichen Symptomen und der heftig zutage tretenden Initialverstimmung unbewusst auch als

Strafe für ihre grundlegende Unwertlosigkeit aufgefasst, die sie zu verdienen meinen und die ihr schlechtes Gewissen entlastet: »Eine masochistische Orgie« (ebd., S. 43). Der Zwang zur Selbstbestrafung zeigt sich in der bei »trockenen« Alkoholikern häufig zu beobachtenden Tendenz eines Rückfalles nach größeren beruflichen oder privaten Erfolgserlebnissen oder in der Neigung zu schwereren Unfällen oder Krankheiten nach einem Erfolg. Als Indiz des Selbsthasses ist auch die hohe Inzidenz von Suiziden aufzufassen, die unter Alkoholikern 12- bis 75-mal höher ist als in der Normalbevölkerung (vgl. ebd., S. 95).

Als allgemeiner Ausdruck des Selbsthasses ist das Fehlen der Selbstfürsorge zu werten: Süchtige sind der Überzeugung, dass sie sich nicht um sich zu kümmern brauchten, weil sie eh nichts wert seien. Die schädlichen Folgen ihres exzessiven Rauschmittelkonsums sind ihnen gleichgültig. Diesbezüglich an ihre Vernunft zu appellieren ist meist vergebliche Liebesmüh'. Erst recht halten Süchtige ihre inneren Gründe für ihr Leiden für zu wertlos, um sie ernst nehmen zu dürfen. Die negativen Folgen des Suchtmittelgebrauchs lassen den Süchtigen zwar leidend erscheinen und rufen unter Umständen äußere Hilfe auf den Plan, dieses Bild des Jammers hat er aber nicht primär intendiert. Wenn andere Menschen ihm helfen, dann nimmt er die Hilfe wohl an, dieses Annehmen ist in der Regel aber nicht Ausdruck eines Willens zur Selbstfürsorge, sondern eher des Wunsches, die Verantwortung für sich selbst loszuwerden.

Der ebenfalls zur kleinianischen Schule gehörige englische Analytiker Herbert A. Rosenfeld weitete den von Glover auf den Selbsthass zugespitzten Suchtbegriff wieder aus bzw. differenzierte ihn aus, indem er die im berauschten Süchtigen wirkenden psychischen Mechanismen mit denen der manischen und der depressiven Zustände verglich. Er kam dabei zu drei Arten der Sucht.

Die *erste Art* ähnelt der Form der Manie, in welcher der Kranke sein Ich mit seinem Ich-Ideal (welches nach kleinianischer Meinung auf ein introjiziertes Idealobjekt, etwa die »gute Brust«, zurückgeht) gleichsetzt und euphorisch wird. Versagung und Angst würden verleugnet, schlechte Teile des Selbst würden abgespalten und nach außen projiziert. »Das Rauschgift symbolisiert ein tatsächlich einverleibbares Idealobjekt, und seine pharmatoxische

Wirkung wird dazu benutzt, um die Allmacht der Verleugnungs- und Spaltungsmechanismen zu verstärken.« Die Droge werde, ähnlich wie der Daumen (oder Schnuller) beim Kleinkind, benutzt, um die idealisierte Brust zu halluzinieren (Rosenfeld, 1960, S. 483). Rosenfeld beschreibt hier im Vokabular seiner Theorie den von Radó beschriebenen Anstieg der Selbstliebe im Rausch sowie die narzisstischen Allmachts- und Verschmelzungsgefühle, mit denen gegen die negativen Affekte angegangen wird.

Die *zweite Art* der Rauschgiftsucht entspricht im Wesentlichen der von Glover beschriebenen und ähnelt der Form jener Manie, in welcher der Kranke auf eine triumphale Weise seine ungehemmte Zerstörungslust auslebt. »Das Gift wird [...] als böse, zerstörende Substanz erlebt, deren Einverleibung die Identifizierung mit schlechten, zerstörenden Objekten symbolisiert [...]. So kann der Patient sich einer orgiastischen Zerstörung äußerer Objekte hingeben« (ebd., S. 483f.). Auf Glover zurückgreifend, kann man ergänzen, dass die Zerstörungslust sich auch auf das Selbst richten kann.

In der *dritten*, der Depression analogen Form der Sucht steht die Droge für ein totes, krankes Objekt, mit dem der Patient sich identifiziert – man denke an das »Introjekt der toten Mutter«, das André Green (1993) für den unbewussten Kern der Depression hält. »Die pharmatoxische Wirkung wird dazu benutzt, sowohl die Wirklichkeit der Einverleibung des Objekts als auch die Wirklichkeit der Identifikation mit ihm zu verstärken« (Rosenfeld, S. 484). Das heißt, es geht hier hauptsächlich um beruhigende, affektabtötende, betäubende Wirkungen, die vom Süchtigen gesucht werden. Den Unterschied zur Manie und zur Depression sah Rosenfeld in der größeren Ich-Schwäche des Süchtigen, der die entsprechenden Zustände nicht mit den Abwehrkräften seiner Psyche allein herstellen könne, sondern chemische Hilfe dazu brauche (ebd., S. 482).

Wolfgang Tress betont ähnlich wie seinerzeit Glover den fundamentalen Selbsthass von Süchtigen. Er arbeitet unter Zuhilfenahme objektpsychologischer Überlegungen Radós Konzept aus, wonach die Initialverstimmung in narzisstischer Selbstentwertung begründet sei und der Rausch die Funktion habe, das Selbst zu restituieren: Die basale Selbstentwertung des Süchtigen gehe mit einer inneren Abwertung seiner Objekte einher; über den negativen Selbst- und Objektvorstellungen liege das, was der Süchtige trotz seines Grundhandicaps an Fertigkeiten, Kenntnissen und Erfahrungen erreicht habe. Tress bezeichnet dies als »scheinbare Reife« respektive »falsches Selbst« (1985, S. 85). Werde das grundsätzlich schlechte Lebensgefühl durch eine – unter Umständen nur kleine – Kränkung wieder (aus dem Vorbewussten) ins Bewusstsein gebracht und drohe übermächtig zu werden, dann projiziere der Süchtige das, was er an (mit Objekten verbundenen) Vorstellungen von Wärme, Glück etc. habe, auf ein sachliches Suchtmittel, etwa Alkohol, das nun zum Retter oder Glücksbringer werde.

Die pharmakologische Wirkung des Suchtmittels solle nach der Einverleibung das positive Lebensgefühl, das als etwas rein Körperliches aufgefasst werde, wieder wecken. Das chemisch erzeugte gute Gefühl verbünde sich im Rausch mit den noch vorhandenen Vorstellungen eines realitätstüchtigen Selbst und gebe dem Süchtigen für eine begrenzte Zeit Stolz, Lebensmut und Leichtigkeit. Im fortgeschrittenen Rausch treffe das als gut fantasierte Selbst mit den dann auch als gut fantasierten Objekten der Außenwelt zusammen: die Liebe zu anderen und ein triumphales Hochgefühl des Selbst. Zugleich werde das innere Schlechte nach außen projiziert und im Außen würden dann böse Feinde gesehen, die mit einem Gefühl »heiliger Wut« verbal oder auch tätlich angegriffen würden.

Im Entzug kehre, so der Autor, die narzisstische Verletzung zurück und zusätzlich werde die Droge vom Glücks- zum Schadensbringer. Die verbliebenen Elemente positiven Selbstgefühls würden zersetzt. Aus der Sicht des Abhängigen mit seinem basal schlechten, aber als wahr empfundenen Lebensgefühl werde das künstlich darüber gebaute »falsche Selbst« zerstört. Der Tod erscheine schließlich als konsequente Befreiung (ebd., S. 88f.).

Resomatisierter Uraffekt

Die amerikanischen Analytiker Henry Krystal und Herbert A. Raskin und in ihrer deutschen Nachfolge Annelise Heigl-Evers, die sich seit den 1970er Jahren mit dem Suchtproblem beschäftigten, sprachen statt von der »Initialverstimmung« des Süchtigen, die einen narzisstischen Mangel eher unklarer Genese bezeugte, von dem »Uraffekt«. Damit meinten sie eine auf die Zeit vor der Ausbildung differenzierter Gefühle zurückgehende diffus-bedrohliche Angst, verbunden mit Ohnmachts- und Lähmungsgefühlen, mit denen ein Baby auf Verlassenwerden reagiert. Alkohol- und Opiatsüchtige würden bei in der Kindheit schlecht ausgebildeter Affektdifferenzierung sowie geringer Frustrationstoleranz schnell auf diesen unerträglichen Uraffekt regredieren und versuchten, ihn durch die Einnahme ihrer Droge zu dämpfen. Drogensucht sei also, vom Ich aus gesehen, das weiter in der Realität bestehen möchte, ein *funktionales* Verhalten (Krystal & Raskin, 1970, S. 15).

Die Regression auf den Uraffekt stelle zugleich eine Resomatisierung dar, das heißt, Emotionen könnten von körperlichen Erfahrungen wie Aufregung, Beruhigung, Schmerzen, Unwohlsein etc. nicht mehr unterschieden und auch nicht mehr differenziert benannt werden (Deverbalisierung). Die fehlende Unterscheidungsfähigkeit liefert dieser Theorie zufolge den Grund für die Wirksamkeit der Drogen: Die süchtige Person kann sich durch Hereinnehmen des Objekts »Droge« in den Körper auf chemische Weise gute Gefühle (Beruhigung, Anregung etc.) verschaffen. Für die Zeit des Rausches kann sie sich als vollständiges, starkes Selbst fühlen.

Im Augenblick der Wirkung erlebt der Süchtige die Droge wie die Gabe (etwa die Milch) einer »guten Mutter«, die gute Gefühle verschafft. Es findet, ähnlich wie beim katholischen Abendmahl, die Verwandlung von Brot und Wein in den Leib und das Blut Christi, eine »Transsubstantiation« (Wesensverwandlung) von dem inkorporierten chemischen Stoff in ein verinnerlichtes Teilstück eines lebendigen, zugewandten Menschen statt (ebd., S. 52). Das kann nur funktionieren, wenn die durch eine Droge induzierten Körpergefühle nicht von den durch eine menschliche Beziehung induzierten Gefühlen unterschieden werden können. Die Transsubstantiation gilt dann auch im Negativen: Der Entzug, die Ernüchterung, das Aufhören der Drogenwirkung wird so erlebt, als entziehe eine ehemals gute Mutter ihre gute Gabe und lasse das Kind allein und enttäuscht zurück (ebd., S. 74). Krystal und Raskin markierten mit dem Begriff der Transsubstantiation die Möglichkeit der Verschiebung von Abhängigkeitsgefühlen von einem bezogenen menschlichen Objekt auf ein unbezogenes, sachliches Objekt.

Zusätzlich äußerten Annelise Heigl-Evers und Kollegen die Vermutung, dass dem zukünftigen Suchtkranken »möglicherweise schon sehr früh in der kindlichen Entwicklung zur Befriedigung von Triebwünschen Angebote gemacht wurden, die unpersönliche Mittel zur Beseitigung von Unlustgefühlen beinhalteten« (Heigl-Evers et al., 1981, S. 59). Das ist ein etwas schwieriger Gedanke, da Schnuller, Süßigkeiten oder andere »unpersönliche Mittel« allgemein verbreitet zur Kleinkinderziehung dazugehören, ohne automatisch einen Weg zur Sucht zu bahnen. Vielleicht könnte man den Gedanken so interpretieren, dass bestimmte Mütter (als Primärobjekte) ihrem Kind zu verstehen geben, dass sie selbst mit ihren (oralen) Gaben nicht Ziel der Abhängigkeitswünsche des Kindes sein wollen, sondern sich nur als Funktionsträger eines Versorgungsvorganges verstanden wissen wollen und die Affekte des Kindes nicht ihnen, sondern den Versorgungsmitteln gelten sollen.

Wolf-Detlef Rost greift die Idee vom umschriebenen und einem bestimmten frühkindlichen Entwicklungsmangel zugeordneten »Uraffekt« als letzten Grund der Sucht auf und ordnet ihn in die Stadien der psychostrukturellen Entwicklung ein. Unter Bezug auf schwere Alkoholiker und Heroinabhängige führt er aus, dass diese in der frühen Interaktion mit dem Mutterobjekt ihr eigenes Gefühlsleben und ihre Vorstellungswelt als überwiegend spannungsgeladen und schlecht erfahren hätten. Den Entwicklungsschritt der unterscheidenden Spaltung in gute und schlechte Anteile im eigenen Inneren und an den äußeren Objekten hätten sie nicht machen können. Schwer Süchtige könnten schlecht abgrenzen, was gut für sie (und *in* ihnen) sei und was schlecht, und ständen auch zu ihren Objekten in einem Verhältnis »undifferenzierter Hassliebe« (Rost, 1987, S. 89). Sie wollten verschmelzen und sich zugleich trennen. Dies sei die Spezifik ihrer seelischen Tiefenstruktur: Im Gegensatz beispielsweise zu Borderlinekranken mit ihren rigiden Spaltungen erlebten Süchtige ihre gegensätzlichen Affekte gleichzeitig und könnten sie weder bestimmen noch lokalisieren, das heißt, sie seien chaotischen, nicht kommunizierbaren Affekten ausgesetzt, die in ihrer Unbestimmbarkeit als bedrohlich empfunden würden und irgendwie »weg« müssten.

Die mit diesen chaotischen Gefühlszuständen Behafteten würden sich zudem selbst dafür verurteilen.

Unerträgliche Scham und Schuld

Auch der amerikanisch-schweizerische Analytiker Léon Wurmser spricht von einer »Affektregression« bei schwer Süchtigen, zu der es gehöre, »daß die Emotionen global und undifferenziert erlebt werden« und »kaum in Worten und anderen symbolischen Formen ausgedrückt werden können, sondern statt dessen teilweise somatisiert werden« (Wurmser, 1987, S. 223). Im Gegensatz zu Krystal und Raskin und auch zu Rost lässt er es aber nicht dabei bewenden, sondern stellt immer noch Qualitäten bei diesen Affekten fest, nämlich »überwältigende Wut, drohende Panik, überwältigende Verschmelzung, Todesgrauen, absolute Leere, Enttäuschung« (ebd.), und fasst sie im Wesentlichen als »Angst- und Depressionsaffekte« zusammen:

> »Unter diesen [...] treten mehrere als besonders wichtig und häufig hervor: schwere Minderwertigkeitsgefühle gegenüber einem Ideal, daher Angst vor Bloßstellung oder die depressive Gewißheit, daß diese schon erfolgt sei, mithin das Gefühl bevorstehender oder geschehener Erniedrigung – also Scham; tiefe Gefühle, nicht gut zu sein, nicht das getan oder geleistet zu haben, was man hätte tun sollen, die Verantwortlichkeit versäumt und andere verwundet zu haben – Schuld« (ebd., S. 234f.).

Diese Emotionen entstünden aus einer generellen Verurteilung des Selbst durch das Über-Ich, dem »inneren Richter« (ebd.). Vor ihm und den von ihm verursachten übermächtigen Scham- und Schuldaffekten habe der Toxikomane Angst. Zwischenmenschliche Beziehungen, in denen diese Affekte bevorzugt entstünden, empfinde er folglich als erstickende Enge, ein ängstigendes »Claustrum«. Die Sucht habe also einen »phobischen Kern« und sei selbst eine »Schutzphantasie« dagegen. Die Droge sei ein »Schutzobjekt« (ebd., S. 223f.), das »einer ›künstlichen‹ Affektabwehr als pharmakologisch massiv verstärkte Verleugnung von Gefühlen« diene (ebd., S. 222).

Die Einwirkungen der frühen Objekte

In allen ab den 1970er Jahren entstandenen psychoanalytischen Konzepten klingt die Frage nach den in den frühen Objektbeziehungen liegenden Ursachen der »Initialverstimmung«, des »Urafekts«, der Selbstentwertung oder des »inneren Richters« an, auch wenn sie auf die innerseelischen Kräfte und Konstellationen der Süchtigen konzentriert bleiben bzw. die Objektbeziehungen hauptsächlich vom Niederschlag her betrachten, den sie in den Psychen der Kranken hinterlassen haben.

Erst der Begründer der Selbstpsychologie Heinz Kohut wird, bei aller Unspezifik seiner Suchterklärung, etwas deutlicher, was die Verantwortung der realen Bezugsobjekte betrifft. Seiner Theorie zufolge ist es in der Kindheit notwendig, Bezugspersonen zu haben, die man bewundern kann. Kind einer großartigen Mutter, eines wunderbaren Vaters zu sein, die das Kind ihrerseits für wichtig genug halten und sich ihm empathisch zuwenden, macht stolz, bildet das eigene Selbstwertgefühl. Wenn diese »Selbst-Objekte« nun nicht zur Verfügung stehen, dann fühlt sich das Kind als ein Nichts, als nicht wert, zu existieren. Um sich trotzdem anwesend, lebendig zu fühlen und:

> »um das Selbst-Objekt zu ersetzen […] greift das Kind zur Selbst-Stimulation. Zu diesem Zweck benutzt es orale, anale und phallische Masturbation; es benutzt Schmerz, den es sich selbst zufügt […] und es benutzt Phantasien […]. Ich glaube, daß die Drogenerfahrung den kindlichen Versuch wiederholt, das Selbst-Objekt […] zu ersetzen und dem Gefühl, tot zu sein, entgegenzuwirken, das in Ermangelung des empathischen Milieus auftritt, das durch das Selbst-Objekt hergestellt worden sein sollte« (Kohut, 1975, S. 472f.).

Wolf-Detlef Rost benennt allgemein die Unfähigkeit von Eltern, einem Kind einerseits Sicherheit, Geborgenheit und Orientierung zu geben und andererseits gleichzeitig die Bedürfnisse nach Expansion, Eigenaktivität und Unabhängigkeit zu tolerieren bzw. zu unterstützen (Rost, 1987, S. 109), als wichtige Fähigkeiten. Die Väter sind »schwach«, das heißt unter anderem nicht in der Lage, für die Familie Verantwortung zu übernehmen und den Kindern akzeptable Vorbilder zu sein. Die Mütter sind beispielsweise materiell verwöhnend auf der einen Seite und unterdrücken jede Äußerung von Eigenwillen auf der anderen oder sie sind gleichgültig gegenüber den Äußerungen und Bedürfnissen der Kinder.

Der argentinische Analytiker Andrés Rascovsky erklärt die Unfähigkeit von Müttern, einem Kind »das notwendige libidinöse Halten« zur Verfügung zu stellen, mit einer »narzisstischen Katastrophe in der Mutter«, die mit einem unverarbeiteten Verlust zusammenhänge (Rascovsky, 1997, S. 314, eigene Übersetzung). Auch wenn ein solcher Verlust nicht in jedem Fall nachweisbar sein wird, so ist doch der Gedanke festhaltenswert, dass die Unfähigkeit, sich einem Kind als intensiv geliebtes, wichtigstes Objekt zur Verfügung zu stellen, mit der Unfähigkeit in Zusammenhang stehen könnte, sich selbst als liebenswerte Person wahrnehmen zu können.

Genauer und Argumente der Mentalisierungstheorie von Peter Fonagy und Kollegen vorwegnehmend, bringt Wilhelm Burian die quälend undifferenzierte basale Affektlage von Süchtigen damit in Verbindung, dass dem betreffenden Kind in der frühen Entwicklung eine einfühlende und ihm seine Gefühle benennende Mutter und Vater fehlten, also Eltern, welche die Funktion der Beruhigung sowie des Haltens und Begrenzens bei von ihm allein nicht beherrschbaren Gefühlsquantitäten (Zorn, Hilflosigkeit, Angst, Sehnsucht etc.) übernommen haben. Das Kind wurde so nicht in die Lage versetzt, das Bild fürsorglicher und beruhigender Eltern in seine Vorstellungswelt aufzunehmen und diese Funktionen später für sich selbst zu übernehmen (Burian, 1994, S. 52f.).

Das Alleingelassenwerden des Kindes mit den nicht erträglichen Affekten konfrontierte es zu früh mit seiner Hilflosigkeit und hatte neben der Unfähigkeit, die Selbstfürsorge in sich auszubilden, eine bestimmte Haltung zu den Objekten zur Folge. Das Kind war gezwungen, seine Illusion selbstverständlich und ursachenlos vorhandener Sicherheit und Geborgenheit vorzeitig aufzugeben und die erwachsenen Bezugspersonen im Außen für die Quelle seines Schutzes zu halten und ihnen alle Verantwortung zuzuschreiben (ebd., S. 62). Der später Süchtige empfindet in etwa so: Gute und schlechte Gefühle liegen ganz in der Verantwortung des »mütterlichen Objekts«. Er kann sich nicht selbst Befriedigung verschaffen. »Die lebenserhaltenden Funktionen und ihre affektiven Begleiter [werden] als außerhalb des Selbst erlebt«, und mit Beginn der Sucht werden dann diese Eigenschaften des mütterlichen Objekts der Droge zugewiesen (ebd., S. 56f.).

Burian erklärt hier die Entstehung und Funktion des Abwehrmechanismus der »Externalisierung«, der in allen Süchten eine wichtige Rolle spielt. Ergänzend sei betont, dass zur Externalisierung das Erleben einer grundsätzlichen »Passivität des Selbst« gehört (Voigtel, 1996, S. 735).

Wilhelm Burian schildert als Folge des frühen Nichtgelingens der affektiven Selbstregulation, dass der Süchtige in der Adoleszenz den entscheidenden Schritt der Affektentwicklung auch nicht tun konnte, nämlich den, die Fähigkeit zur Trauer auszubilden, also die Fähigkeit, Verluste zu ertragen (etwa den des Schutzes durch die Eltern bei der inneren Ablösung von ihnen), die Fähigkeit, sich selbst als begrenzt zu erleben (bestimmte Illusionen über Zeitlosigkeit, Unverletzbarkeit und unbegrenzte Möglichkeiten im Leben aufzugeben), sowie die Fähigkeit, Zustände von Angst und Niedergeschlagenheit auszuhalten. Der Süchtige hat seine Adoleszenzkrise nicht durchgemacht und muss in der Folge all diese Gefühle vermeiden (vgl. Burian, 1994, S. 54).

Zusammenfassende Modelle

Wolf-Detlef Rost konstatierte 1987 (wie andere vor ihm auch schon), dass niemand eine eindeutig definierbare »prämorbide Persönlichkeit« des Alkoholikers oder des Süchtigen gefunden habe, sondern mehrere Arten von Persönlichkeitsstrukturen die prämorbide Basis einer Suchtentwicklung bilden können (ebd., S. 20–25) und Sucht sehr oft zusammen mit Angst- und Zwangssymptomatiken, Depressivität oder narzisstischen und Borderline-Persönlichkeitsstörungen auftrete (»Komorbidität«). Rost versucht nun, ein »integriertes psychodynamisches Modell der Sucht« (ebd., S. 124) zu entwickeln. Er orientiert sich dabei an den psychischen »Strukturniveaus«, die Otto F. Kernberg anlässlich seiner diagnostischen Bestimmung des Borderlinesyndroms postuliert hat (vgl. Kernberg, 1978, S. 30, 41ff., 255f.), und an der Klassifikation von Ernst Simmel, der in den 1920er Jahren in Berlin eine psychoanalytische Suchtklinik betrieben hatte.

Simmel unterschied »soziale Trinker«, also solche, für die das Trinken durch ein Gemeinschaftserlebnis motiviert ist, von »reaktiven Trinkern«, die in Reaktion auf ein Trauma oder eine soziale Notlage trinken, sowie »neurotische Trinker«, die den Alkohol zur Lockerung einer rigiden Moral brauchen, von »süchtigen Trinkern«, die dem Alkohol permanent und grundsätzlich verfallen sind (vgl. Simmel, 1948).

Rost grenzt als einen ersten und vergleichsweise harmloseren Typ von Sucht die ab, bei der eine Droge systematisch dazu benutzt wird, eine starke Triebhemmung in den Bereichen Sexualität und Aggression zu lockern, bei der jemand zum Beispiel nur unter Alkohol orgasmusfähig ist oder nur dann seinen Ärger äußern kann. Der Suchtmittelgebrauch hat hier einen psychisch eingegrenzten Zweck, wird nicht seinerseits zum zentralen Zweck des Seelenlebens und ist in der Behandlung wie ein anderes neurotisches Symptom zu betrachten (Rost, 1987, S. 130f.).

Typ zwei zeichnet sich durch seine Ich-Schwäche aus, durch das Fehlen von Fähigkeiten und durch Leere- und Leblosigkeitsgefühle, die durch Drogengebrauch betäubt oder überspielt werden sollen. Das Suchtmittel soll es diesem Typ erlauben, sich in Fantasien der Verschmelzung mit der Welt oder anderen Menschen sowie in Macht- und Erfolgsfantasien zu flüchten (ebd., S. 132ff.). Dieser Typ entspricht in etwa dem von Radó, von Fenichel, von Krystal und Raskin und auch dem von Kohut beschriebenen Süchtigen.

Beim dritten Typ, der den Beschreibungen von Glover und Tress entspricht, ist der Selbsthass aufgrund des basalen Unwertgefühls bestimmend. Die Sucht hat einen deutlich selbstzerstörerischen Sinn. Sie kann abwechseln mit schweren psychosomatischen Krankheiten, Unfällen oder Suizidversuchen. Hier hinein gehören nach Rost alle Alkoholabhängigen mit Kontrollverlust beim Trinken, Heroinabhängige und Polytoxikomane sowie selbstzerstörerische Spieler (ebd., S. 136ff.; Rost, 1990, S. 290ff.).

Ganz ähnliche Unterscheidungen trifft Rascovsky. Die erste Gruppe seiner Klassifikation benutzt die Droge als »Erleichterer« angesichts eines überzogenen Ich-Ideals und eines rigiden Über-Ich. Sie soll die permanente innere Unsicherheit und das Gefühl des Ungenügens neutralisieren und den Weg zu narzisstischen Grandiositätsgefühlen frei machen. Die Fähigkeit, zu Objekten der Außenwelt funktionierende Beziehungen aufzubauen, bleibt dabei erhalten (Rascovsky, 1997, S. 293ff.).

Die zweite Gruppe benutzt die Droge zum verstärkten Rückzug in die innere Welt und zur halluzinatorischen Wunschbefriedigung. Sie lehnt die Außenwelt ab, reale Objektbeziehungen werden fragil. Wegen der Ablösung der Libido vom realen und bezogenen Sexualkontakt können perverse Verschiebungen stattfinden (ebd., S. 296ff.), so wie es schon Karl Abraham beschrieben hatte.

Die dritte Gruppe der extrem Abhängigen, bei denen das Leben um die Intoxikation kreist, benutzt die Droge zur Abschaffung der Triebe selbst sowie der mit Vorstellungen und Fantasien verbundenen Wünsche. Gesucht wird eine objektunabhängige, rein körperliche Entspannung, die als Befriedigung erlebt wird. Es handelt sich um eine Rückkehr in eine autoerotische Phase mit Rückzug der Libido von allen dinglich realen Repräsentanzen. Die Süchtigen genießen die Abnahme sämtlicher lebendiger Spannungen in Richtung »zero«, in Richtung auf das Nirwana (ebd., S. 307ff.).

Rost und Rascovsky erklären die verschiedenen Typen der Sucht ausgesprochen heterogen. Einmal benutzen sie Vorstellungen von neurotischer Triebhemmung und -enthemmung, das andere Mal solche von narzisstischen Mangelerlebnissen und kompensierenden Symbiose- und Grandiositätsfantasien, drittens nutzen sie die Todestriebtheorie bzw. das Modell einer Regression zum entdifferenzierten »Uraffekt«. Beide Theoretiker führen verschiedene Erklärungsmodelle unter einem Dach lediglich »additiv« zusammen (Nitzgen, 2008, S. 37f.). Es entsteht damit noch keine einheitliche Modellvorstellung von Sucht.

Um eine einheitliche Modellvorstellung herzustellen, kann auf die von unterschiedlichen Autoren unter verschiedenen Bezeichnungen im Lauf der Zeit herausgearbeiteten zentralen Aspekte der süchtigen Psychostruktur aufgebaut werden. An erster Stelle ist die »Initialverstimmung« zu nennen, die tiefe Gefühle von Selbstwertlosigkeit, von Scham und in wechselnden Anteilen Angstaffekte und Selbsthass enthält sowie sich durch eine gewisse Globalität und Diffusität auszeichnet. Es entwickelte sich unter den sich mit Sucht beschäftigenden Analytikern eine allgemein akzeptierte Ansicht, dass der Gebrauch affektverändernder Mittel nicht einer eigenständigen Lust, sondern der Bekämpfung dieser Initialverstimmung diene. Damit war implizit die Sucht auch von einem im weitesten Sinne genussorientierten Gebrauch affektverändernder Mittel unterschieden, der nicht als pathologisch angesehen wird.

Einige Theoretiker koppelten die Funktion der Verstimmungsbekämpfung von der Inkorporation von Stoffen ab und ermöglichten es damit, nicht stoffgebundene Sucht wie das pathologische Glücksspiel ins Auge zu fassen. Von jenem kann man genauso abhängig werden wie von einer stofflichen Droge, mit den gleichen euphorischen Rauschzuständen, den gleichen Entzugserscheinungen, der gleichen willenlosen Hingabe und dem gleichen Risiko des Ruins. Das riskante Glücksspiel führt empirisch vor Augen, dass beim Suchtmittel »der ausschlaggebende Faktor nicht die biochemische Wirkung […] ist, sondern die psychologische Wirkung, die das Ich daraus bezieht« (Simmel, 1948, S. 290f.).

Von hier ist es auch nicht weit zu der Erkenntnis, dass es zur Bekämpfung der Initialverstimmung nicht unbedingt des Rausches bedarf, sondern dass es ausreicht, wenn das Ich aus dem Suchtmittel eine Beruhigung oder ein Schutzgefühl bezieht, wie es beispielsweise bestimmte »Pegeltrinker« demonstrieren, die ununterbrochen ein Quantum an Alkohol im Blut haben müssen, das aber so klein ist, dass es auf chemischem Weg keine Affektveränderung bewirken kann. Auch nikotinabhängige Kettenraucher suchen nicht den euphorischen, betäubenden oder dissoziativen Rausch, sondern eher eine ruhig-wache Nüchternheit.

Als weiterer zentraler Bestandteil der psychischen Suchtstruktur wurde die Verschiebung von Aspekten der lebendigen Objektbeziehung auf das unbelebte Suchtmittel, die Transsubstantiation herausgearbeitet. Bei Überlegungen zur Primärobjekt-Kind-Beziehung von bestimmten schwer Süchtigen war vermutet worden, dass das Kind alle Initiative für seine Versorgung an das »allmächtige« Objekt abgibt, sich dessen Wirken passiv überlässt und sich diese Passivität bzw. »Externalisierung« der Initiative auch gegenüber den Wirkungen des Suchtmittels wiederfindet.

Diese Bestandteile der Dynamik des Suchtmittelgebrauchs sind zwar unabdingbar, definieren jedoch für sich genommen noch nicht die Sucht. Eine basale Missstimmung ist nicht nur für die Süchte kennzeichnend, sondern auch für Depressivität, Borderlineempfinden und narzisstische Selbstwertstörungen. Unerträgliche bzw.

unakzeptable Affekte oder Vorstellungen beseitigen zu wollen ist nicht suchtspezifisch, sondern zeichnet die Abwehrmechanismen im Allgemeinen aus. Eine verleugnende Euphorie findet sich auch bei der Manie und bei narzisstischen Verschmelzungs- und Grandiositätsfantasien, eine abwehrende Selbstlähmung auch bei der Depression. Selbsthass existiert bei Depressionen, narzisstischer Suizidalität und Selbstverletzung. Dass nicht belebte Gegenstände mit Objektaspekten »aufgeladen« werden, gibt es zum Beispiel bei den Perversionen (Fetischismus) oder beim Messiesyndrom; Passivität des Selbst und Externalisierung von Verantwortung kennzeichnen auch die abhängige Persönlichkeitsstörung oder »Hörigkeit«. Erst wenn all diese Bestandteile zu einer sinnvollen Einheit verbunden werden können, lässt sich »Sucht« als ein eigenständiges psychisches Geschehen definieren.

Die Wirkung des Suchtmittels: Affekte modulieren und Beziehung vermeiden

Die unerträglichen Affekte und das negative Selbstbild

Das Suchtmittel, sei es eine chemische Droge, etwas Essbares oder ein Glücksspiel, soll erleichternd auf die negativen Affekte (die Initialverstimmung) einwirken. Der Süchtige ist nicht in der Lage, durch Beziehungsgestaltung und Interaktion oder durch innerpsychische Operationen die negativen Affekte erträglich zu machen, beispielsweise bei psychischem Schmerz Trost bei einem vertrauten Menschen zu suchen oder bei einem Gefühl eigener Wertlosigkeit Erinnerungen von Stolz oder Geliebtwerden zu aktivieren, die dem Wertlosigkeitsgefühl ausreichend gegensteuern könnten.

Der süchtige Mensch muss ein äußeres Mittel benutzen, das eher grobe, wenig differenzierte hirnphysiologische Wirkungen erzeugt, um den negativen Affekt zu betäuben, zu überspielen oder anders zur Erträglichkeit zu verändern. Er benutzt zu diesem Zweck die chemische Wirkung des Alkohols, um sensorische Empfindungen wie Schmerz oder Kälte zu betäuben oder bestimmte höhere Funktionen des Gehirns auszuschalten; er benutzt das Völle- und Müdigkeitsgefühl als Folge starken Essens; er benutzt die Wirkung von Halluzinogenen, um assoziative Verbindungen von Vorstellungsinhalten zu lockern, und er nutzt die Angstspannung bzw. die erregende Adrenalinausschüttung eines Glücksspiels mit hohen Einsätzen. Der Umstand, dass er ein äußeres Mittel zur Affekterleichterung benutzen, also ein Stück psychische Steuerung externalisieren muss, impliziert eine partielle Passivität seines seelischen Selbst. Er muss sich der Wirkung des Mittels passiv überlassen und kann es somit nicht als seine eigene soziale oder psychische Leistung erleben, dass es ihm besser geht (vgl. Voigtel, 1996, S. 735–739; Voigtel, 2001a, S. 124–129).

Suchtmittel wirken im Wesentlichen auf drei verschiedene Weisen auf das Affekterleben ein:

- anregend (konzentrationsfördernd) – erregend (Koffein, Kokain, Glücksspiel etc.),
- beruhigend – betäubend (Overeating, Alkohol, Benzodiazepine, Heroin etc.) und
- die Zusammenhänge realistischen Wahrnehmens und Denkens lockernd (dissoziativ) – halluzinogen (etwa Cannabis oder LSD).

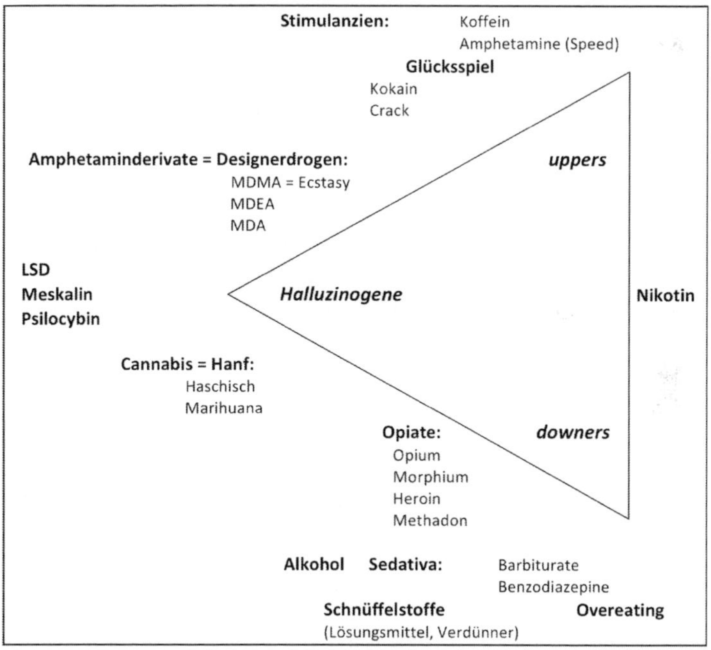

Abb. 1: Dreieck der Drogenwirkungen

Die meisten Drogen bieten eine spezifische Mischung dieser Wirkungen, und dies in spezifischen Stärken. Kokain beispielsweise wirkt hauptsächlich nüchtern-anregend, in höheren Dosierungen bezüglich Konzentration, Energie etc. stark mobilisierend.

Ecstasy wirkt zu gleichen Teilen anregend und dissoziativ bezüglich der sozialen Distanzregulation (»entaktogen«). Cannabis wirkt dissoziativ-fantasieanregend und beruhigend. Alkohol wirkt betäubend auf die Sensorik und auf höhere neurologische Funktionskreise, zum Beispiel auf bestimmte Affekthemmungen, sodass er (paradoxerweise) zur Enthemmung bestimmter Impulse und zur Schwächung der Realitätskontrolle beiträgt. Nikotin wirkt auf die körperliche Motorik beruhigend, auf das zentrale Nervensystem gleichzeitig anregend. Diese neurophysiologischen Wirkungen werden ergänzt durch die assoziativen Bedeutungen, die die Süchtigen ihnen zuschreiben, bzw. durch den psychischen Nutzen, den sie daraus ziehen.

Für die Psychotherapie ist es hilfreich, sich gemeinsam mit der betreffenden Person genauer anzusehen, wozu die Droge eingesetzt wird. Ich möchte einige der Möglichkeiten aufführen:

- *Kokain*: Die stark mobilisierende Wirkung von Kokain kann zur Freisetzung von Größenfantasien und damit dem manischen Überspielen depressiver Affekte genutzt werden.
- *Glücksspiel*: Die hohe Angstlust-Erregung eines riskanten Glücksspiels kann vom Betroffenen als Wagemut und Freiheitsrausch interpretiert und einer manischen Selbstüberhöhung zugeschlagen werden, die ihrerseits der Verleugnung von Ohnmacht und Angst dient.
- *Ecstasy*: Die mobilisierende, Hunger und Durst ausschaltende Wirkung von Ecstasy kann zusammen mit monotoner Rhythmik zur Tranceinduktion benutzt werden; die dissoziative Verwirrung bezüglich sozialer Nähegefühle kann zur Halluzination von Vertrautheit und zum Überspielen von Schüchternheit und Hemmung dienen.
- *LSD und Cannabis*: Die von LSD oder Cannabis induzierten Tagtraumzustände stellen als solche schon Dissoziationen von den Alltagsanforderungen und den unangenehmen Emotionen der sozialen Realität dar, bieten innerlich aber auch einen Raum zum Erleben dissoziierter Affekte, beispielsweise von der Realität abgekoppelter Verschmelzungs- und Glücksgefühle oder auch von Angst- und Traurigkeitsaffekten, die nicht in ihren ursprünglichen, sondern in verschobenen Zusammenhängen erlebt und deshalb als weniger »betreffend« empfunden werden. (Obwohl das nicht ins

Themengebiet der Sucht gehört, sei hier darauf hingewiesen, dass die dissoziativen Drogenwirkungen bei Menschen mit an sich schon geringer Realitätssicherheit und einem fragilen Selbstbild psychotische Episoden, sogenannte drogeninduzierte Psychosen auslösen können.)

- *Alkohol*: Die das Kälteempfinden betäubende und muskelentspannende Wirkung von Alkohol kann zur Halluzination von Wärme und Geborgenheit benutzt werden; seine Affektbetäubung dient der »chemisch verstärkten Verleugnung« innerer Konflikte und Spannungen überhaupt und führt zu einem Gefühl von Erleichterung. Das Ausschalten der differenzierten Realitätswahrnehmung und -kontrolle kann beim Alkohol außerdem zur Freisetzung von Allmachtsfantasien sowie »großartigen« Affektdurchbrüchen führen und damit zum manischen Überspielen von Ohnmacht und Depression.
- *Overeating*: Das Völlegefühl und die Müdigkeit des Overeatings werden als Zufriedenheit, Beruhigung und Sicherheit interpretiert und können der Verleugnung von Verlassenheitsgefühlen und Angst dienen.
- *Opiate*: Opiate können in schwächerer Konzentration und Dosierung (etwa wenn es geraucht wird) halluzinogen wirken, helfen aber in der stark konzentrierten Form von Heroin ähnlich wie Barbiturate und Benzodiazepine meist bei der allgemeinen Entspannung und Betäubung sämtlicher Affekte, insbesondere generalisierter Ängste, drohender Wut sowie tiefer Scham und Kränkung. Die schlagartige tiefe Entspannung und plötzliche Befreiung von Angst lassen bestimmte Junkies von einer orgasmusähnlichen Wirkung eines »Schusses« berichten.
- *Nikotin*: Die doppelte Wirkung des Nikotins kann benutzt werden, um einerseits Angstsymptome wie Zittern, Unruhe oder Flucht- und aggressive Impulse zu beruhigen, um damit die Illusion zu erleichtern, keine Angst oder Wut zu haben, andererseits kann sie genutzt werden, um Wachheit und Kontrolle gegenüber äußeren Zwischenfällen und eigenen unbotmäßigen Impulsen aufrechtzuerhalten, um so insgesamt die Vorstellung des Individuums zu stärken, sich selbst und die Umstände nüchtern »im Griff« zu haben. Die

Wirkung des Nikotins stützt das erwünschte ideale Selbstbild, »souverän« zu sein.

Manchmal sind die *chemischen* Wirkungen von Suchtmitteln sogar unerheblich. Bei der Spielsucht und anderen »Verhaltenssüchten« ist das evident. Aber auch bei den Drogen gibt es das Phänomen, dass eine sehr geringe Menge – manchmal sogar nur ein Placebo von Cannabis, Heroin oder Alkohol – in der Lage ist, einen Rausch auszulösen, und zwar bei jenen Personen, die den jeweiligen Rausch so gut kennen, dass ein physisches Signal schon ausreicht, um die gespeicherte Erfahrung abzurufen. Auch bei einigen Pegelsüchtigen, seien es Alkoholiker, Benzodiazepinabhängige oder »Nikotinisten«, die keinen Rausch, sondern lediglich eine permanente Beruhigung ihrer Spannungen und Ängste suchen, reicht eine physiologisch kaum wirksame Menge des Stoffes aus, um das Sicherheitsgefühl auszulösen.

Die äußerlich induzierte Affektveränderung erfüllt »eine mütterliche Funktion, die das Individuum sich selbst nicht erfüllen kann« (McDougall, 1997, S. 267), und fixiert diese: Sie beruhigt, mildert Schmerzen, Ängste, Verlassenheitsgefühle, fängt Zusammenbrüche der Selbstkompetenz ab, stützt den Selbstwert, hilft gegen Selbstverurteilung, befreit von äußerem Druck und/oder verschafft ungestörte innere Rückzugsräume.

Wahrscheinlich knüpfen die affektmodifizierten Zustände ihrerseits an Zustände an, die mit den frühen Objekten in Verbindung stehen und ähnlich in der Vergangenheit von den Süchtigen – in wie begrenzter Form auch immer – schon erlebt wurden. Es muss Erinnerungsspuren an positive Erlebnisse oder affektive Erleichterungen geben, wenigstens im prozeduralen (Körper-)Gedächtnis, sonst könnten die Betreffenden das Positive nicht als solches erkennen und erleben und es aktivieren wollen. Bei den Beruhigungs- und Betäubungszuständen könnte es sich dabei um den (behüteten) Schlaf handeln, um das Gefühl von Geborgenheit vor dem Einschlafen oder um Zustände friedlicher Sättigung oder Wärme, die ein Kleinkind erlebt, wenn das verantwortliche Objekt seine Fürsorglichkeitsfunktion erfüllt. Die dissoziativen Zustände könnten sich auf Tagträumereien zurückbeziehen, bei denen das Kind ungestört blieb. Ähnlich könnte bei den Zuständen von Konzentration (unter Kokain oder Nikotin) das Erleben von Versenkung in eine Tätigkeit am Anfang stehen, das von dem wichtigen Objekt gebilligt und geschützt wurde. Bei den angeregten Zuständen könnten Gelegenheiten der Vorfreude oder die freudige Erregung bei Zuwendung von Objekten als Vorbilder dienen.

Da ihre Wirkung den affektverbessernden Einfluss eines guten Objekts imitiert und an partielle positive Objekterfahrungen erinnert, bekommen die Drogen von Süchtigen nicht selten Objektqualitäten zugesprochen: Der langjährige Trinker behauptet, er sei mit seiner Flasche verheiratet, auf Johnnie Walker oder »Mary Jane« (Marihuana) wurden Liebeslieder komponiert und die Rolling Stones sangen von »sister morphine and cousin cocain«, wie insgesamt die Rockmusik voll ist von Kokain verherrlichenden Songs. Der lindernde Effekt auf unerträgliche Gefühle ermöglicht die Transsubstantiation, von der oben die Rede war, also die fantasierte Verwandlung eines Suchtmittels in ein Ding mit positiven menschlichen Beziehungseigenschaften. Da das Suchtmittel das Einzige ist, das dem Süchtigen zur Abmilderung emotionaler Qualen zur Verfügung steht, bekommt es für ihn einen hohen Wert. Er entwickelt notwendigerweise eine psychische Abhängigkeit davon. Es wird für ihn zu einem überwertigen, machtvollen Fetisch, der sein positives Selbstgefühl, seine Selbst-Kohärenz und seinen Selbstwert stabilisieren kann.

Das Ausmaß unerträglicher Affekte und entsprechend der Angewiesenheit auf die affektmodulierende Wirkung von Suchtmitteln kann sehr variieren. Ich möchte das an einigen Fallbeispielen verdeutlichen.

Mit Nikotin die Zustände ertragen

Für Frau Beier, eine alleinstehende Sprachenlehrerin in den Mittvierzigern, hatte ihre schwere Nikotinsucht die Funktion, eine hintergründig permanent drohende Todesangst in Schach zu halten. Ihr Vater, dem sie sich emotional mehr verbunden fühlte als der Mutter, war nach längerem Leiden an Krebs gestorben, als sie fünf war. Danach hatte die Mutter, die sie als einen weichen, »puddinghaften« Menschen beschrieb, den sie »nicht zu fassen« bekam, sie und ihre ältere Schwester für ein Jahr zur (ungeliebten) Großmutter gegeben. Über den Tod des Vaters wurde in der Familie nicht geredet.

Frau Beier erinnerte sich in der Therapie, oft sehnsüchtig an den Vater gedacht zu haben. Ab ihrem achten Lebensjahr kam ein Stiefvater zu der Familie, in den sie große Hoffnung setzte und den sie anfangs sehr liebte und bewunderte, »weil er so stark war«. Nach ungefähr zwei Jahren stellte er sich immer mehr als jähzornig, gewalttätig und verbal entwertend, zynisch heraus. Als sie 13 war, missbrauchte der Stiefvater ihre drei Jahre ältere Schwester, und als sie 16 war, wurde sie selbst von ihm so zusammengeschlagen, dass sie in der Notaufnahme behandelt werden musste. Die Mutter ignorierte diese Vorfälle, stellte sich nicht schützend vor ihre Töchter.

Frau Beier schilderte die Atmosphäre zu Hause als von einer permanenten Angst geprägt, wann sie wohl wieder Objekt verbaler oder körperlicher Attacken werden würde. Sie musste die Stimmung des Stiefvaters genau einschätzen lernen, um sich rechtzeitig in Sicherheit zu bringen. Einmal zum Ziel seiner Beschimpfungen geworden, durfte sie sich nicht entziehen oder »Widerworte« geben, um ihn nicht noch wütender zu machen, das heißt, sie musste die Angriffe stumm ertragen. Wenn sie zu sehr weinte oder ein leidendes Gesicht machte, verhöhnte er sie auch dafür.

Da beide Eltern rauchten, konnte sie es sich erlauben, schon mit 13 Jahren mit dem Rauchen anzufangen, und steigerte ihren Konsum schnell auf eine Schachtel Zigaretten und mehr pro Tag. Sie schilderte, dass sie damit zur »Raucherclique« mit älteren Jungen und Mädchen an der Schule gehörte und es genoss, Mitglied dieser Gruppe als Alternative zu ihrem Zuhause zu sein. Sie genoss es auch, sich durch das Rauchen gegen die Regeln der Erwachsenen aufzulehnen und ein Stück Autonomie zu spüren.

Es wurde im Lauf der Therapie aber auch deutlich, dass Frau Beier das Rauchen brauchte, um ihre permanente Angst zumindest körperlich zu beruhigen (nicht zuletzt, um dem Stiefvater nicht den Triumph zu gönnen, ihre Angst zu sehen) und entspannt genug zu sein, um sich zum Beispiel auf ihre Hausaufgaben zu konzentrieren. Zugleich half ihr das Nikotin, ein Gefühl von nüchterner Wachheit und Kontrolle zu behalten, also sich auf mögliche Angriffe »vorbereitet« zu fühlen. Auch ihre ohnmächtige Wut, die immer wieder »in Wellen anrollte«, die

Kränkung und die Scham wegen der erlittenen Demütigungen konnten mithilfe des Rauchens etwas abgedämpft und »im Griff behalten« werden. Es kam nur selten zur Manifestation von Panik oder zu wütenden Impulsdurchbrüchen. Die ängstlich-wütende Anspannung blieb aber ihr ganzes Erwachsenenleben hindurch erhalten und erforderte auch die Aufrechterhaltung des Rauchens.

In folgendem Beispiel sind die Affekte weniger unmittelbar drängend und eher in einem neurotischen Kontext entstanden, sodass die Abhängigkeit vom Suchtmittel begrenzter bleibt.

Rauchen gegen die Schuldgefühle

Frau Thiem war als einzige Tochter in einem religiösen Elternhaus aufgewachsen, in welchem beide Eltern großen Wert auf das »Gutsein« im Sinne von Bescheidenheit und Selbstlosigkeit legten. Ihre Mutter war mit ihrem Hausfrauendasein hintergründig unzufrieden, unterwarf sich aber »demütig« ihrem Schicksal. Wenn die Patientin als Kind »frech« war oder »egoistische« Wünsche äußerte, bekam sie nicht nur die Missbilligung der Eltern zu spüren, sondern die Mutter setzte eine Leidensmiene auf, als ob es ihr wehtue, eine so »schlimme« Tochter zu haben – was der Patientin große Schuldgefühle bereitete.

Als sie in die Pubertät kam und Interesse an Jungen entwickelte, tanzen gehen wollte, sich unabhängig machen wollte, gestanden die Eltern ihr das nur widerstrebend zu. Frau Thiem erinnerte sich nicht nur an die traurig-enttäuschten Blicke ihrer Mutter, sondern auch an gelegentliche zornige Vorwürfe und Empfehlungen, nicht »hinter Männern herzulaufen«.

Als Erwachsener vertraute ihr die Mutter dann an, dass sie sie als Kind gar nicht so früh hatte haben wollen, sondern lieber noch etwas länger »das Leben genossen hätte«, sich aber nicht getraut habe, diesen Wunsch zu äußern, und sich den (vermeintlichen?) Anforderungen von Herkunftsfamilie, Kirche und Ehemann gebeugt habe. In der Therapie schlossen wir auf einen gewissen Neid, den die Mutter auf den Eigenwillen und die Freiheit der Tochter wohl gehabt hatte. Das Ergebnis war jedenfalls, dass die Tochter als Jugendliche immer ein schlechtes Gewissen hatte, wenn sie ausging oder auch nur an ihr Vergnügen dachte. Sie fing bei ihren Unternehmungen, ja schon beim Gedanken daran, zu rauchen an, was sie vor ihren nicht rauchenden Eltern verheimlichte. Das Rauchen half ihr, den Schuldgefühlen standzuhalten bzw. der Angst, ihrer Mutter durch ihre »selbstsüchtigen« Unternehmungen wehzutun, gelassener zu begegnen.

Die Patientin zog aus der Heimatstadt weg, studierte, ergriff einen (sozialen) Beruf, heiratete, wurde Mutter und war mit ihrem Leben grundsätzlich zufrieden. Allerdings behielt das Rauchen eine Wichtigkeit: Sie rauchte nicht gewohnheitsmäßig, sondern nur in bestimmten sozialen Situationen, in denen sie sich unwohl fühlte. Der Grund ihres Unwohlseins war ihr nicht klar. In der Analyse kam heraus, dass es sich um Situationen handelte, in denen sich ein eigener Wunsch meldete, den sie glaubte, nicht haben zu dürfen, geschweige denn zu äußern wagte. So kam beispielsweise eine Freundin zu Besuch, und Frau Thiem hatte nach drei Stunden genug von dem Geplauder und hätte sich gewünscht, dass die Freundin ginge. Oder sie lernte auf einer Party einen interessanten Mann kennen, dem sie gern nähergekommen wäre.

Statt dass ihr Wunsch ihr bewusst geworden wäre und sie ihn vielleicht irgendwie zum Ausdruck gebracht hätte, wurde sie von dem unwiderstehlichen Drang gepackt, eine Zigarette zu rauchen, und musste sofort aus dem Raum stürzen, um das zu tun. Beim Rauchen beruhigte sie sich und kam gefasst wieder zurück. Das Nikotin half ihr also, ihren inneren Konflikt zwischen autonomen Impulsen und Schuldangst zu beruhigen und sich nüchtern und klar wieder auf die gegebene Situation einzustellen. Darüber hinaus half es auch, die Gründe für ihre Gefühle und die Zusammenhänge mit früheren Erfahrungen von ihrem Bewusstsein fernzuhalten, diente also als pharmakologische Verdrängungsverstärkung.

Man könnte Frau Thiem als Konfliktraucherin bezeichnen, bei der die Sucht ein umgrenztes Symptom im Rahmen einer gut integrierten psychischen Struktur darstellt – ganz im Gegensatz zum folgenden Beispiel, bei dem die Sucht in der Psyche breiten Raum einnimmt.

Mit Alkohol gegen den Selbsthass

Für den weiter oben schon angeführten dreißigjährigen Musiker, Herrn Lutz, diente der Alkohol zur Beruhigung bzw. Betäubung sowohl seines Selbsthasses als auch seiner Wut, die sich gegen äußere Objekte und innere Objektvorstellungen richtete. Der Selbsthass schien auf den ersten Blick der Verurteilung durch sein überstrenges Über-Ich zu entspringen. Er war als erster Sohn einer strenggläubigen evangelischen Familie geboren worden. Die Mutter, eine einerseits ängstlich »in ihrer kleinen Welt« lebende, andererseits zu rigiden Entwertungen neigende Grundschullehrerin, ließ ihn in seinem vierten Lebensjahr quasi fallen, als sein Vater, ein zwar introvertierter, aber durchaus erfolgreicher Handelsvertreter, plötzlich und unverhohlen anfing, immer wieder fremdzugehen.

Zu diesem Zeitpunkt hatte die Mutter gerade die jüngere Schwester von Herrn Lutz zur Welt gebracht. Sie beschuldigte den Vater, die Familie zerstört zu haben, zog sich emotional in eine enge Einheit mit dem Baby zurück und versorgte Herrn Lutz nur noch funktional. Wenig später wurde beim Vater eine manisch-depressive Erkrankung diagnostiziert und er verbrachte anschließend viel Zeit in Kliniken. Die Zurückweisung durch die Mutter zeigte sich als Nichtreaktion auf alle kindlichen Zuneigungsbekundungen von Herrn Lutz, als Ablehnung seines Wunsches nach Körperkontakt und später durch permanente abfällige Bemerkungen über seine Charaktereigenschaften: Er sei »schwach«, ein »Unglücksrabe«, bekomme »nichts zustande«, könne »keine Freunde haben« und Ähnliches.

Herr Lutz erlebte das als Entwertung bzw. als Hass auf ihn und introjizierte diesen Hass als negatives, entwertetes Selbstbild in sein sich ausbildendes Ich-Ideal, wobei ein Kern an akzeptiertem Selbst bzw. aus der früheren Zuwendung resultierendem Selbstwert bestehen blieb. Zugleich erfuhr er den abrupten Haltungswechsel der Mutter als willkürlichen, ungerechten Angriff und reagierte mit starker narzisstischer Wut ob dieser Kränkung. Er zerriss zum Beispiel als Vierjähriger alle Zeichnungen, die von ihm in der Wohnung an den Wänden hingen. Anschließend zog er sich seinerseits zurück und fühlte sich in der Familie als verachteter Außenseiter.

Die Schule stellte für ihn gleichzeitig eine Erleichterung dar, einen Ort, an dem er sich nicht verachtet fühlte. Er brachte gute Leistungen und gewann auch schnell Freunde, besonders einen, mit dem er bis zur Pubertät zusammenblieb, was seinen Selbstwert sehr stützte. In der Jugendzeit ging die Freundschaft auseinander, Herr Lutz vereinsamte wieder und sah sich mehr oder minder haltlos den durch die Pubertät verstärkten sexuellen und aggressiven inneren Impulsen ausgesetzt. Selbsthass und Wut stiegen wieder an, und er begann, sowohl Cannabis zu rauchen als auch Alkohol zu trinken. Das hatte nicht nur zur Folge, dass seine negativen Affekte und Suizidgedanken gedämpft wurden, sondern auch, dass er auf dem Gymnasium als »abgedrehter Typ«, dem alles egal war, der aber trotzdem im Unterricht kluge Gedanken äußerte, von Gleichaltrigen bewundert wurde und Zugang zu einer Kifferclique bekam, die zusammen Musik machte.

Er brachte sich selbst sehr schnell das Gitarrespielen bei, trat in eine Band ein und verbrachte viel Zeit im Übungskeller, bei Auftritten und danach in Bars und Klubs. Im leicht betrunkenen Zustand fühlte er sich »frei«, konnte auch gut improvisieren und, wie er im Nachhinein in der Therapie sagte, mithilfe der Musik seine Gefühle ausdrücken, sei es die Aggressivität durch die Lautstärke und den rockigen Rhythmus oder Sehnsucht und Schmerz durch bestimmte Melodien und Texte. Die von ihrer Sängerin dominierte Band wurde zu seinem Familienersatz und er verbrachte die meiste Zeit im leichten bis schwereren Rausch. In Zeiten der Nüchternheit überfiel ihn die Initialverstimmung jeweils sehr heftig, und er versuchte, möglichst schnell wieder in den von Gedanken befreienden Rausch zu kommen. Da das Cannabis zu schwach war und gelegentlich seine Angst- und Wutzustände noch verstärkte, benutzte er mit der Zeit nur noch den Alkohol.

Man sieht an den Beispielen, dass negative Affekte immer die Ausgangslage der Suchtentwicklung bilden, die mit innerpsychischen Mitteln allein nicht verarbeitet, bewältigt oder abgewehrt werden können. Es muss ein von außen kommendes Mittel verwendet werden, das die Affekte zum Erträglichen modifiziert, damit die Psyche weiterhin funktionieren kann. Das Suchtmittel kann dabei eine sehr prominente Rolle spielen, wie bei Herrn Lutz oder Frau Beier, es kann aber auch eine eher kleine funktionale Rolle in einem Bewältigungs- bzw. Abwehrgefüge spielen, wie bei Frau Thiem.

Das Suchtmittel als unbelebtes Objekt

Über die Affektmodulation hinaus ist für süchtige Personen noch eine Eigenschaft am Suchtmittel wichtig, die so offensichtlich ist, dass sie gerne übersehen wird: seine Unbelebtheit. Das kann man zunächst so verstehen, dass der Süchtige sich im zwischenmenschlichen Kontakt von der Übertragung seiner frühen Erfahrungen her besonders schlecht und schuldig fühlt, besonders ängstlich und wehrlos, besonders schwach, beschämt und unerwünscht oder auch voller unbegreiflichem Hass. Zugleich hat er – kaum formulierbar – Wünsche, wie ein Kind angenommen, verstanden und gehalten zu werden, von Verantwortung entlastet und von der Initialverstimmung erlöst zu werden. Der Süchtige fühlt sich grundsätzlich schlecht ausgerüstet und überfordert, was den Umgang mit bestimmten gefühlsbetonten sozialen Situationen oder mit der affektiven zwischenmenschlichen Lebensführung überhaupt betrifft. Seine kaum bewussten, oft auch verleugneten Wünsche nach Halt, Entlastung und Anleitung sind in erwachsenen Beziehungen meist unerfüllbar und ihre Frustration stößt zudem auf eine hohe Kränkbarkeit. Zwischenmenschlicher Kontakt wird folglich potenziert als unlustvoll und ängstigend empfunden (vgl. Burian, 1994, S. 55).

Der »süchtige« Ausweg ist nun der, affektive zwischenmenschliche Beziehung bezüglich bestimmter prekärer Themen oder im Extremfall sogar vollständig zu meiden (nach Wurmser Sucht als tiefe phobische Störung) und sich der Wirkung sachlicher Objekte zu überlassen, da diese nicht nur berechenbar sind, sondern auch nicht im Stich lassen können, nicht in einer Weise enttäuschen, dass man sich fallen gelassen fühlen müsste. Sie können keine Forderungen stellen, nicht einmal unausgesprochene Erwartungen haben, keine entwertenden oder ängstigenden Gedanken haben und folglich die Unsicherheit, den Selbsthass und die Scham ihres Benutzers nicht vermehren. Ihre wesentliche, beruhigende Eigenschaft ist ihre Sachlichkeit respektive Unbezogenheit.

Die Wirkung des Alkohols ist sachlich und nicht sozial-menschlich. Seine Wärme ist chemischen Reaktionen geschuldet und nicht einer liebenden Umarmung mit all den komplexen Voraussetzungen, Vorstellungen und Erwartungen, die in jeder menschlichen Beziehung bestehen und den Anlass für tausend Unsicherheiten, Ängste und Enttäuschungen geben. Die beruhigende Wirkung des Nikotins und ebenso seine wach haltende, Konzentration ermöglichende Wirkung ist neurochemisch und hat nichts mit dem Trost, der Beruhigung oder der Anregung zu tun, die von einem anderen Menschen ausgehen können. Gleiches gilt für das Glücksspiel, wo das Glück, in diesem Fall der Reichtum, dem kaum beeinflussbaren Fall von Würfeln oder dem Lauf einer Maschine entspringt und nichts mit komplexen sozialen Fähigkeiten zu tun hat. Das unbelebte Suchtmittel dient dem Schutz eines fragilen, beziehungsängstlichen Selbst, indem es Beziehungen teilweise oder gänzlich ausschaltet.

Die Schonung des Selbst funktioniert auch im Falle des »Katers«, des »Horrortrips«, des sozialen Ruins oder der Gesundheitsschädigung eines Süchtigen, denn sein Unglück hat in seiner abwehrenden Vorstellung nichts mit seiner eigenen Unfähigkeit oder Schlechtigkeit zu tun, sondern ist ein »sachliches« Geschehen. Das fragile Selbst wird nicht gefordert, sogar in der Zerstörung durch das Suchtmittel und seine Folgen bleibt es heil. Darüber hinaus dienen die negativen Folgeaffekte des Suchtmittelgebrauchs genauso gut zur Modulation der Initialverstimmung wie die positiven Folgen. Gegenüber der unbegreifbar mitgegebenen Initialverstimmung haben sie den Vorteil, selbst verursacht bzw. auf eine oberflächlich wahrnehmbare Ursache rückführbar zu sein, also einer abwehrenden Wendung vom Passiven ins Aktive bzw. einer abwehrenden Verschiebung zu dienen.

Dass der Süchtige sich einem sachlichen Geschehen überlassen und nicht fühlen und entscheiden will, unterscheidet ihn übrigens auch vom suizidalen Menschen. Die Sucht ist, zumindest nach dem Willen des Süchtigen, kein schleichender Selbstmord, sie soll ja den Selbsthass eher betäuben, abmildern oder dissoziieren. Der Süchtige kann oder will seine eigene Verzweiflung und Wut nicht in dem Maße ernst nehmen wie ein narzisstisch gekränkter Suizidaler (vgl. Voigtel, 2001b, S. 113f.). Nur wenn dem Süchtigen der Ausweg in den Rausch aus bestimmten Gründen nicht zur Verfügung steht, kann die Initialverstimmung so ansteigen, dass es zur Gewaltanwendung gegen das körperliche Selbst kommt. Gewollte Suizidversuche von Süchtigen finden meist in Zeiten oder Momenten der Abstinenz oder ungenügender Rauschmittelwirkung statt. Therapeuten und Betroffene berichten, dass trockene Alkoholiker besonders dann, wenn sie nach normalen Maßstäben Grund zu Stolz hätten (weil es einen beruflichen Erfolg gab, ein schönes Beziehungserlebnis oder ein Abstinenzjubiläum), einen bewussten oder unbewussten Ansturm ihres tiefen Selbsthasses erleben und es zu Unfällen, Rückfällen oder eben Suizidversuchen kommt. Wenn es dagegen im schweren Rausch gelegentlich zu selbstmörderischen Handlungen kommt, dann liegt das an der Enthemmung der Aggression und der Verzerrung der Realitätswahrnehmung und für das Bewusstsein des Süchtigen hat dann der Alkohol die Verantwortung. Er liefert den Impuls, die Selbstverantwortung bleibt suspendiert.

Da für den Süchtigen intensivere Beziehungen mit unerträglichen Gefühlen wie Angst, Hass oder Scham gekoppelt sind, sucht er die Unbezogenheit. Das Suchtmittel reguliert seine unerträglichen Affekte, ohne auf ihn bezogen zu sein, ohne ihn – sein Selbst – zu meinen. Die Unbelebtheit der Droge ist die Garantie ihrer Unbezogenheit. Damit ist das Suchtmittel zugleich ein Instrument, mit dem der Süchtige affektive Beziehungen zu anderen Menschen vermeiden und abwehrend autonom sein kann. Er muss sich nicht »auseinandersetzen«. Die Sucht bedient zudem – nebenbei gesagt – ein autonomistisches Männlichkeitsideal. Das wäre eine mögliche Erklärung dafür, dass schwere Sucht immer noch überwiegend »Männersache« ist. Mit den Beziehungen werden insbesondere die Übertragungen, das heißt das Mitschwingen früherer (schlechter) Beziehungserfahrungen, abgewehrt. Im Rahmen einer psychodynamischen Therapie wäre der Suchtmittelgebrauch entsprechend primär als Widerstand gegen Übertragungen zu klassifizieren.

Ich möchte in dieser Hinsicht die obigen Beispiele wieder aufgreifen:

(1) Für Frau Beier hatte ihre früh entwickelte Nikotinsucht nicht nur den Vorteil, ihre Angst (etwa vor dem gewalttätigen Stiefvater), Wut und Scham kontrollieren zu können,

sondern auch den Vorteil, auf Beziehungen verzichten zu können, von denen sie eher Bedrohung oder Verrat erwartete. Sie wurde von ihrer Mutter nicht gegen den Stiefvater geschützt, und es gab auch niemanden in ihrer näheren Umgebung, dem sie sich mit ihrer Angst und ihren Selbstzweifeln (»Liegt es an mir, dass er mich immer wieder so fertigmacht, ist an mir etwas schlecht, habe ich das vielleicht verdient?«), auch ihren Wahrnehmungszweifeln (»Vielleicht meint er das ja gar nicht so, vielleicht liebt er mich ja und ist nur schlecht gelaunt«) hätte anvertrauen können. Sie hatte niemanden, von dem sie erwarten konnte, dass er oder sie ihr glaubte, ihre kaum aushaltbaren Affekte mitfühlend aufnehmen und sich innerlich auf ihre Seite stellen würde. Ihre Schwester, die sich auf eine aggressive Verleugnung verlegt hatte, hatte genug mit der Abwehr ihrer eigenen Angst und Wut zu tun. Also musste Frau Beier als Jugendliche zusehen, wie sie ihr Bedrohungsgefühl autonom handhaben konnte und wie sie sich das Gefühl ersparen konnte, im Stich gelassen und hilflos zu sein. Dazu bot sich die Regulation der Affekte über das Suchtmittel Nikotin (zu dem später gelegentlich auch Alkohol kam) an.

(2) Für Frau Thiem aus dem zweiten Beispiel diente das Rauchen in bestimmten sozialen Situationen zur Ruhigstellung ihrer spontanen Wunschregungen und der darauf bezogenen Schuldgefühle. Darüber hinaus half es ihr, die eigene Selbstunsicherheit oder Schwäche nicht wahrnehmen zu müssen, sich also für durchgehend autonom halten zu können (bis auf den kleinen Zwischenfall des plötzlichen Rauchzwanges). Der Gebrauch des Nikotins hatte ihr schon als Jugendlicher geholfen, ihre Verlassenheit in der Auseinandersetzung mit einer Schuldgefühle erzeugenden Mutter zu ignorieren und über die fehlende Rückendeckung durch den Vater oder eine andere wichtige Person nicht traurig zu sein, im Gegenteil jegliche Angewiesenheit auf Hilfe von anderen zurückweisen und das passive Alleingelassenwerden in ein aktives Alles-allein-machen-Wollen wenden zu können. Entsprechend diente ihr als Erwachsener das Nikotin dazu, die Schwäche ihres autonomen Willens zu verleugnen und ebenfalls zu verleugnen, dass sie zu dessen Verstärkung die

Bestätigung und Unterstützung eines bedeutungsvollen anderen Menschen brauchte – was sich dann auch eine Weile lang als Widerstand in der Therapie zeigte.

(3) Für Herrn Lutz diente der Alkohol über die Milderung der strengen Selbstverurteilung und die Freisetzung einer gewissen Kreativität hinaus der Separation von den ihn entwertenden Objekten, insbesondere seiner Mutter, aber in der Folge auch von allen Freunden und Freundinnen, von denen er überzeugt war, dass sie ihn, wenn sie ihn wirklich kennen würden, verachten müssten. Im Rausch, also während der Alkohol affektverbessernd wirkte, konnte Herr Lutz diese unterstellte Ablehnung ignorieren und »für sich« sein, sich mit seiner Musik und bestimmten traurigen, auch tragisch-großartigen Fantasien beschäftigen, deren Begleitaffekte sich in einem erträglichen Rahmen hielten. Im starken Rausch, in welchem das strenge Über-Ich nicht mehr nur abgemildert, sondern ausgeschaltet wurde, brachen dann seine Wut- und Giergefühle hemmungslos aus ihm heraus, begleitet von dem Wissen, dass hier der Alkohol wirke, dass die Enthemmung ein sachliches Geschehen und Herr Lutz für diesen Ausbruch nicht verantwortlich sei. Dazu passt die hinterher einsetzende Amnesie, das »Ich weiß von nichts«. Auch hier ersetzt die Droge ein Selbst- und Ich-stärkendes, spiegelndes und realitätsvermittelndes Objekt, das zu echter affektiver Autonomie hätte verhelfen können. Im Falle von Herrn Lutz waren weder die Mutter noch der Vater dazu in der Lage, ihn zu verstehen und ihm eine Überzeugung von der Berechtigung seiner Gefühle zu vermitteln, sowie mit ihm die Verkennung, dass er schlecht sei, wenn jemand ihn ablehnt, zu korrigieren. Die Droge verschaffte ihm stattdessen eine beziehungsdissoziierte Pseudo-Autonomie.

Das Suchtmittel soll, zusammenfassend gesagt, für den Süchtigen eine doppelte Aufgabe erfüllen: Es soll ähnlich tröstende oder befreiende Affekte und Gedanken ermöglichen wie ein zugewandtes, lebendes Objekt und zugleich ein bloßes Ding sein, das ihm hilft, von Objektbeziehungen unabhängig zu werden.

Die populäre Meinung, dass es ausschließlich das spezielle Suchtmittel mit seinem dämonischen Charisma oder seiner toxischen Verführungskraft sei, das einen Menschen süchtig mache, kann als widerlegt gelten. Es ist die Funktion, die es für seine leidende Psyche hat, die einen Menschen danach süchtig werden lässt. Eine Psyche, deren interne Mittel zum Ertragen starker negativer Gefühle nicht ausreichen und die zugleich allein ist, wird sich die zu ihrer spezifischen affektiven Notlage passenden Suchtmittel suchen. Jemand mit einem starken Selbsthass oder einer verzweifelten Hilflosigkeit wird sich, wenn er kann, diejenige Droge wählen, die diese Gefühle am gründlichsten beseitigt, vielleicht Heroin. Wenn die Gelegenheit und die finanziellen Mittel dazu fehlen, wird er auf Mittel ausweichen, die den gleichen Zweck etwas weniger gut erfüllen, also vielleicht Cannabis in Kombination mit Barbituraten oder ein Substitutionsmittel (Methadon) in Kombination mit Alkohol – ein Phänomen, das als »Polytoxikomanie« bezeichnet wird.

Die Sucht als Abwehrsystem

Die psychische Funktion des Suchtmittelgebrauchs ist es, das Bewusstsein eines Menschen vor nicht verarbeitbaren Affekten und vor affektbesetzten Vorstellungsinhalten, die unaushaltbar sind, zu schützen. Damit erfüllt die Sucht im klassischen psychoanalytischen Sinne eine Abwehrfunktion (vgl. Voigtel, 2006, S. 281ff.). Der Begriff »Abwehr« erscheint in psychoanalytischen Kontexten meistens als Beschreibung eines bestimmten Aspekts einer psychischen Pathologie. Grundsätzlich ist sie aber eine konstitutive Funktion der gesunden, arbeitenden Psyche und nichts »Krankes«, sodass es durchaus angemessen wäre, von einer »Schutz-« oder psychischen »Immunfunktion« zu sprechen.

Sucht ist eine spezielle Abwehr, die nicht nur interne psychische Verknüpfungen und Blockaden sowie die Wahrnehmungsfunktion benutzt, wie die von Anna Freud beschriebenen klassischen Abwehrmechanismen, sondern auch, gezielt handelnd, äußere Gegenstände verwendet. Da die prinzipielle Funktion des Schutzes des Bewusstseins dieselbe ist und auch die handelnde Realitätsveränderung, wie die anderen Abwehren, zu den Ich-Fähigkeiten gehört, spricht nichts dagegen, auch von der Sucht als einer Abwehr zu sprechen. Zu ihrer Besonderheit gehört, Aspekte oder Funktionen fast aller klassischen Abwehrmechanismen übernehmen oder auch verstärken zu können. Sie ist eine kombinierte Abwehr und man kann sie in diesem Sinne als »Abwehrsystem« oder »Abwehrorganisation« bezeichnen (vgl. Nitzgen, 2008, S. 49).

Die verschiedenen Abwehraspekte der Sucht

Von vielen Autorinnen und Autoren wurde die Funktion der Sucht bemerkt, per künstlicher Affektmodulation an der *Ad-hoc-Verleugnung* starker negativer Gefühle mitzuwirken – etwa einer bis zum Selbsthass gehenden Scham, einer unaufhaltbar anflutenden Wut, einer hilflos machenden Sehnsucht oder einer lähmenden Angst. In manchen Fällen verhindert die Sucht das Aufbrechen bestimmter, zu einem eingegrenzten psychischen Konflikt gehöriger Scham-, Schuld- und Hilflosigkeitsgefühle und verhindert damit das Bewusstwerden des ganzen Konflikts. Hier dient sie zusätzlich der *Verdrängung* bzw. verstärkt diese, wenn sie zusammenzubrechen droht.

Da, wo der Einsatz eines Suchtmittels dazu dient, einen der Initialverstimmung entgegengesetzten Affekt zu lancieren, beispielsweise eine Euphorie gegenüber einer Bedrückung, kann man von einer künstlichen *Reaktionsbildung* sprechen. In extremen Fällen affektiver Labilität oder Überschwemmung, in denen die künstliche Verleugnung nicht ausreicht, stellt die Sucht eine künstliche *Spaltung* zwischen nüchternen und berauschten Gefühlen her: Heftige Affekte dürfen im berauschten Zustand durchbrechen und werden nicht als Zerstörer der Selbstkohärenz erlebt, weil dieser Zustand durch die autonome Benutzung der Droge selbst aktiv hergestellt wurde – eine Wendung vom Passiven ins Aktive quasi nach dem Motto »Was fällt, das soll man stoßen« (Nietzsche). Die Betäubung sämtlicher Affekte bis hin zum Koma kann als eine künstliche Affektisolation bis hin zu einer der psychogenen Ohnmacht vergleichbaren Abwehr gesehen werden. Werden Suchtmittel permanent bzw. schon im Vorfeld des Auftretens aversiver Affekte eingesetzt, dienen sie nicht nur der akuten Verleugnung, sondern zusätzlich einer *phobischen Vermeidung*.

Bei den halluzinogenen Drogen ist die *Dissoziation* die zentrale Abwehr: Im Cannabisrausch zum Beispiel kann ein Süchtiger starke Sehnsuchts- und Liebesgefühle, aber auch Gefühle von Verlorenheit oder Angst erleben, die er so nicht den aktuellen beziehungsbezogenen oder hintergründigen biografischen Ursachen zuschreiben muss, sondern in fantasierten, verschobenen oder verzerrten Zusammenhängen als ein quasi grundloses, zufälliges Geschehen erleben kann. Selbst die heftige Panik eines Horrortrips wird von ihm nicht als Freisetzung seiner eigenen Urängste erlebt, sondern einer durch das Halluzinogen verursachten synaptischen Fehlschaltung zugeordnet (»Das ist ja nur der Trip«).

Da, wo die Dissoziation nicht gelingt, die Angst weiterhin als eigene empfunden wird, verzichtet der Süchtige eher auf die halluzinogene Droge. Im obigen Fallbeispiel hatte Herr Lutz das Cannabis wegen der Angstfreisetzung zugunsten des Alkohols wieder aufgegeben. Der Kontrollverlust im starken Alkoholrausch ist übrigens ebenfalls eine Dissoziation: Bei ansteigender Intoxikation gibt es einen Umschlagpunkt, an dem das Ich die initiierten Lockerungen und Enthemmungen nicht mehr in der eigenen Regie halten kann, die Kontrolle verliert bzw. aufgibt und sich dem (unbewussten) Geschehen überlässt, das nicht mehr seins ist.

Die *Projektion* einer die Affekte und das Selbstgefühl verändernden Macht auf ein äußeres Mittel erlaubt dem Süchtigen, die Verantwortung für seine Gefühle und sein gefühlsgesteuertes Verhalten zu externalisieren, sich von Verantwortung und Schuld zu entlasten und bezüglich der Verantwortung passiv zu werden, zu regredieren. Ein Alkoholiker kann seine berauschten Wutausbrüche oder sein anderweitig unkontrolliertes Verhalten einfach der Alkoholwirkung zuschreiben.

Die das affektive Befinden verändernde, verbessernde Potenz wurde ursprünglich einmal dem mütterlichen Objekt zugeschrieben. Der englische Analytiker Christopher Bollas hat die frühe, die Affektlage des Kindes verändernde Mutter »das Verwandlungsobjekt« genannt (1987, S. 25ff.; vgl. auch McDougall, 1997). Die Abhängigkeit der Süchtigen von ihren affektverbessernden Suchtmitteln kann somit auch als Ergebnis einer *Verschiebung* betrachtet werden (vgl. Voigtel, 1996, S. 739; Nitzgen, 2008, S. 46) und ihr bedürftiges, zwanghaft gieriges Handeln als *verschobenes Agieren* eines bezüglich des Ursprungsobjekts verbotenen und unbewussten Abhängigkeitswunsches.

Alle aufgezählten Abwehrelemente haben den Zweck, das Selbst eines Süchtigen vor nicht zu bewältigenden Affekten zu schützen und damit eine schwere Verunsicherung oder einen Zusammenbruch ihrer Selbstkohärenz zu verhindern bzw. alternativ einen inneren Rückzugsraum (analog Steiner, 1998, S. 17ff.)

zu eröffnen, in dem sich Unangreifbarkeitsfantasien entfalten können. Die Verschiebung der Abhängigkeit auf ein selbst zu handhabendes Instrument soll den Süchtigen zusätzlich die Illusion unabhängiger Selbststeuerung verschaffen. Die chemische und imaginative Beruhigung der Initialverstimmung sowie die handelnd hergestellte Illusion von Autonomie ergeben dann eine erträgliche Affektlage. M. Masud R. Khan nannte anlässlich seiner Beschäftigung mit dem Masochismus eine solche Affektlage eine, die »das Ich mit wirklichen oder imaginären Gestalten im Raum der Phantasie schafft, [...] eine besondere Variante der manischen Abwehr, die das Ich benutzt, um das Selbst vor einem Schmerz zu schützen, der das Selbst – und damit das Ich – auszulöschen droht« (Khan, 1989, S. 304f.; vgl. Voigtel, 2001a, S. 199). Auch wenn längst nicht in allen Fällen ein so traumatischer Schmerz droht, so ist doch der das Selbst schützende manische Charakter der süchtigen Abwehr in allen Fällen evident.

Das eingepasste Symptom

Die Vielfalt der Abwehrmöglichkeiten, die der Suchtmittelgebrauch bietet, macht es nachvollziehbar, dass Sucht mit ihrer Flexibilität im Rahmen vieler psychischer Krankheiten, seien es Neurosen, Persönlichkeitsstörungen, Angsterkrankungen oder Traumafolgestörungen, eine Funktion erfüllen kann. Sie kann viele Arten von Initialverstimmungen bzw. von negativen Grundaffekten für den Betroffenen subjektiv verbessern. Im Rahmen einer Neurose kann sie Über-Ich-lockernd (verleugnend) wirken und Schuld- oder Schamgefühle betäuben (isolieren) oder überspielen (verleugnen, dissoziieren).

Ich möchte das mit drei längeren Fallbeispielen illustrieren.

Abgewehrte Wünsche bei einer depressiven Neurose

Frau Sommer diente der Alkohol an ihren einsamen »Weinabenden« als gelegentliches Fluchtmittel vor ihrer Selbstverurteilung (angesichts überhöhter Erfolgsideale) und vor dem hintergründigen Gefühl von Bedrückung, Wertlosigkeit und Verlassenheit. Ihr Vater hatte sie als drittes Kind nicht mehr gewollt und in ihrer gesamten Kindheit und Jugend keinen Hehl daraus gemacht, indem er ihr und der Familie immer wieder vorrechnete, wie viel sie ihn koste. Die Mutter präsentierte sich nicht als Helferin, sondern als ihrerseits dem Vater unterworfen, leidend und bei der Erziehung von Frau Sommer lediglich ihre Pflicht erfüllend. So hatte Frau Sommer immer unter der Vorstellung gelebt, sich besonders anstrengen zu müssen, um ihr Dasein zu rechtfertigen, ohne je das Gefühl, ungewollt und wenig wert zu sein, besiegen zu können. Wenn sie von der leidenden Mutter etwas Zuwendung haben wollte, musste sie eine tatkräftig helfende, zuhörende und stützende Tochter sein.

Die meiste Zeit lebte sie mit der hintergründigen Depression, einem für sie kaum fassbaren Gefühl von Bedrückung, das sie resignierend aushielt oder »tapfer« agierend anging, um so mit großer Anstrengung ihren Beruf und ihren Alltag als Mutter »auf die Reihe« zu bekommen. Zwischenzeitlich brach sie zusammen, war wie gelähmt und kam tagelang kaum aus dem Bett. Gelegentlich, wenn in ihrem Alltag eine Weile lang alles »glattlief«, konnte sie sich »daran hochziehen« und vor sich selbst und anderen so tun, als sei die Bedrückung gar nicht da und als führe sie ein »wunderbares Leben«.

In der Therapie zeigte sich die Bedrückung immer deutlicher als ein Gefühl permanenter Überforderung und oralen Zukurz-gekommen-Seins. Außer der Abwehr des antidepressiven Agierens, der manischen Verleugnung und der Regression (bei den Zusammenbrüchen) half Frau Sommer auch die Identifikation mit ihrer leidenden und aushaltenden Mutter, um mit der lähmenden Bedrückung zurechtzukommen. Zudem half die Abwehr der altruistischen Abtretung, indem sie sich sehr um ihre Kinder sorgte und kümmerte. Die depressive Bedrückung und Lähmung selbst stellte sich mit der Zeit als Abwehr aggressiver Impulse und deren Wendung gegen die eigene Person heraus. Die Impulse gingen von oralen Versorgungswünschen aus, von (gesunden) narzisstischen Ansprüchen, gesehen und wertgeschätzt zu werden, und von dem Zorn über die Verweigerung der Wunscherfüllung seitens der familiären Objekte.

Die Sucht hatte für Frau Sommer im Rahmen der depressiven Dynamik die Funktion, sich von ihrem anstrengenden Alltagsleben, in dem sie immer als »toughe Frau« und »tolle Mutter« auftreten musste, zu erholen. Sie konnte sich regelmäßig aus ihren Beziehungen »ausklinken« und die Affektkontrolle an den Alkohol abgeben, trinkend ihr Los beweinen und sich rettende Verschmelzungen mit großartigen Liebhabern erträumen. Die Sucht lieferte ein Ventil für ihre abgewehrten Wünsche und für ihre abgewehrte Wut und stabilisierte auf diese Weise ihre neurotisch angestrengte Existenz.

Ganz anders funktioniert die Sucht im Rahmen der Abwehr bei einer narzisstischen Persönlichkeitsstörung.

Affektisolation und Verleugnung – am Ende der Großartigkeit
Herr Nordheim, ein 58-jähriger Unternehmer, kam in die Therapie, als seine zwölf Jahre jüngere Frau ihn verlassen hatte und er auf der Arbeit schon vormittags anfing, Wein zu trinken. Seine Arbeitsleistung sei zurückgegangen, und sein Geschäftspartner, mit dem er eine große Veranstaltungsagentur betrieb, habe ihm »empfohlen«, wegen seines Alkoholproblems »professionelle Hilfe« zu suchen.

In den ersten zwanzig Stunden saß der große Mann, der teure, aber etwas ungepflegte Kleidung trug, mir mit unbewegter Miene gegenüber und wartete auf meine Fragen, die er einsilbig beantwortete: Er habe schon immer bei der Arbeit Wein getrunken, da würden ihm mehr Ideen kommen. Warum es in letzter Zeit immer mehr werde, wisse er nicht. Das hänge vielleicht »psychologisch« damit zusammen, dass seine Frau ihn nach zwanzig Jahren Ehe verlassen habe.

Als ich ihn nach seinem Geschäftspartner fragte, wies er das zunächst als »nicht zur Sache gehörig« von sich, antwortete dann aber widerwillig: Der Kollege und er hätten die Firma zusammen vor 25 Jahren gegründet und in den ersten Jahren Tag und Nacht zusammengearbeitet. Das sei eine sehr intensive Zeit gewesen (hier kam zum ersten Mal so etwas wie eine Bewegtheit in die Stimme von Herrn Nordheim). Sie hätten viel Geld verdient. Er sei dabei immer der »kreative Kopf« gewesen und der Kollege der »geniale Organisator«.

Herr Nordheim deckte auf, dass es schon seit drei Jahren in der Firma nicht mehr gut gehe, der Geschäftspartner, der früher auch einmal ein Freund gewesen sei, grüße ihn kaum noch und wichtige neue Aufträge würden an ihm vorbeiverhandelt und -geplant. Er habe mehrfach nachgefragt, was los sei, aber keine Antwort bekommen. Daraufhin habe er auf »Dienst nach Vorschrift« geschaltet. Jetzt habe der Partner gedroht, ihn ganz aus der Firma zu drängen, wenn er das mit dem Alkohol nicht in den Griff bekäme. Davor habe er Angst.

Bei seiner Frau wusste er nicht, warum sie ihn verlassen habe. Sie hätten eine gute Ehe geführt. Sie sei sehr attraktiv und habe eine wichtige Stellung als Juristin in einer Behörde. Sie hätten »wunderbare Reisen« zusammen unternommen. Mit seiner Frau sei er oft »hervorragend« Essen gegangen, sie hätten »erlesene« Weine getrunken, er sei ein »Genießer« (an dieser Stelle zeigte Herr Nordheim ein stolzes Lächeln). Er glaube auch, dass seine Frau sich in ihn verliebt habe, weil er so beeindruckend und »männlich« aufgetreten sei.

Vor zwei Jahren habe sie dann aber angefangen, an diesem und jenem herumzunörgeln. Eines Morgens habe sie ihn schwer beschimpft und am Abend sei sie weg gewesen. Das habe ihn sehr getroffen. Ein Leben allein sei nicht vorstellbar. Als ich nachfragte, ob er irgendeine Fantasie darüber habe, was sie an ihm gestört habe, meinte er, sie hätten nie über Gefühle miteinander geredet, das sei nicht ihr »Stil« gewesen. Er wisse nicht, was in ihr vorgehe.

In der Gegenübertragung empfand ich Herrn Nordheim zunächst als arrogant und sehr darum bemüht, sich als perfekt darzustellen. Gefühle zu zeigen bedeutete für ihn eine verachtenswerte Schwäche. Ich meinte auch, eine im Hintergrund präsente Wut zu spüren. Ich konnte mir gut vorstellen, wie er andere Menschen durch kühle Überlegenheit und Besserwisserei vor den Kopf stieß. Zugleich war aber eine Hilflosigkeit und affektive Leere wahrzunehmen, die ihn verzweifeln ließ.

In der Anfangszeit gab es zwei Sitzungen, in denen Herr Nordheim deutlich angetrunken erschien. In der ersten kamen wir noch einmal auf den Geschäftspartner zu sprechen. Plötzlich verzerrte sich seine Miene und seine Stimme wurde sehr tief und laut: »Ich sage es, wie es ist: Der ist ein Arschloch!« Ich spiegelte in ernstem Ton und mit gerunzelter Stirn das Offensichtliche: »Sie sind ordentlich wütend!« Er schwieg wie ertappt und starrte mich nur noch an. In der folgenden Stunde tat er den Ausbruch ab: Da habe er wohl einen Kater gehabt, das könne schon mal vorkommen, das zähle nicht, er erinnere sich auch kaum, was er gesagt habe.

In der zweiten alkoholisierten Sitzung rang Herr Nordheim um Worte und fand keine. Schließlich fing er an zu weinen: Er wisse nicht weiter und ich solle ihm helfen.

Es wurde (mir) immer deutlicher, dass der seit über zwei Jahren erheblich gesteigerte Alkoholkonsum primär dazu diente, die Angst vor den immer stärker andrängenden Gefühlen von Hilflosigkeit, Kränkung und Hass zu betäuben. Sein Leben lang hatte Herr Nordheim gegen seine Selbstwertzweifel angekämpft und sich und anderen mit großer und erfolgreicher Anstrengung seinen Selbstwert demonstriert und die Zweifel verleugnet.

Nachdem Herr Nordheim sich anfangs gesträubt hatte, sich zu erinnern, und lange von einer »glücklichen Kindheit und Jugend« gesprochen hatte, kam im Lauf der folgenden Therapiesitzungen zumindest so viel heraus, dass er als einziger Sohn eines Ehepaares aus ärmlichen Verhältnissen kam und in einer Sozialsiedlung einer mittelgroßen westdeutschen Stadt aufgewachsen war. Der Vater war Fabrikarbeiter gewesen, die Mutter Hausfrau. Ob er ein Wunschkind gewesen sei, wusste er nicht. Den Vater schilderte er als »ordentlich und fleißig«, die Mutter als eine, die sich »alle Mühe gegeben« habe.

In seinen Schilderungen tauchten keinerlei positive Erinnerungen ans Familienleben auf. Er meinte, dass er »quasi auf der Straße« und in Kinderbanden aufgewachsen sei und sich dort durchgesetzt habe.

Mit einem gewissen Stolz, aber auch einem Unterton von Wut betonte er immer wieder, dass er sich »von ganz unten hochgekämpft« habe. Nach der Realschule arbeitete er ein paar Jahre als Lagerarbeiter, bis er das Abitur nachholte und Betriebswirtschaft studierte. Er berichtete, wie beschämend es für ihn gewesen sei, an der Universität auf Menschen zu treffen, die ein normales Abitur hatten, aus wohlhabenden Familien kamen und gebildet sprachen und sich benehmen konnten.

Im Studium und danach bei der Arbeit, wenn er auf Partys ging, zum Essen verabredet war oder es zum Sex kommen sollte, trank Herr Nordheim bis zu einer gewissen Heiterkeit und Gelöstheit, aber kaum mal darüber hinaus. Das Wichtigste war für ihn immer, sich und anderen zu beweisen, was er alles konnte, und die anderen dazu zu bringen, ihn mit seinen Leistungen anzuerkennen.

Daher hatte es auf ihn extrem labilisierend gewirkt, als ihm die beiden wichtigsten Gebiete seines Selbstwertbeweises, die Arbeit und die Ehe, nacheinander weggenommen wurden.

Die Therapie gestaltete sich mühsam. Es fiel Herrn Nordheim ausgesprochen schwer, zu akzeptieren, dass er in wichtigen Bereichen nicht mehr großartig war und nicht bewundert wurde. Er zeigte sich mir gegenüber lange Zeit sehr misstrauisch, ob ich ihn beschämen würde. Erst als ich dieses Misstrauen ansprach und mein Verständnis dafür signalisierte, wurde es möglich, über die Bitterkeit und die Ohnmachtsgefühle, die sein »Scheitern« ihm brachte, zu sprechen. Schwierig war auch der Zugang zu den stark tabuisierten Kränkungs- und Wutaffekten, bei denen Affektisolation, Verleugnung und süchtige Externalisierung gleichsinnig arbeiteten. Herr Nordheim konnte kaum akzeptieren, dass er solche Gefühle hatte. Immerhin konnte er merken, dass sein Suchtdruck deutlich abnahm nach den Stunden, in denen wir über solche (bei ihm »möglicherweise« vorhandenen) Gefühle gesprochen hatten.

Sucht tritt häufig zusammen mit narzisstischen oder Borderlinestörungen auf und wird von vielen Therapeuten und Autoren in undifferenzierter Weise als quasi parallele »komorbide« Störung aufgefasst oder umgekehrt werden Borderlinestörung und Depression als komorbid zur Sucht gesehen. Auch das folgende Beispiel, das aus meiner Supervisionsarbeit stammt, soll verdeutlichen, wie die Sucht als Symptom sinnvoll in die Störung eingepasst ist und nicht unverbunden parallel zu ihr existiert. Es handelt sich um eine süchtige Abwehr im Rahmen einer »emotional haltlosen«, oft dem Borderlinespektrum zugeordneten Persönlichkeit.

Abhängigkeitswünsche und Verlassenheitsangst – Borderline

Frau Groß, eine 23-jährige Romanistikstudentin, kam nach einem mehrwöchigen Klinikaufenthalt in die ambulante Therapie. Sie sei wegen Angstzuständen, Suizidimpulsen und Selbstverletzungen in die Klinik gegangen. Sie fühle sich traurig und antriebslos. In ihrer Wohngemeinschaft halte sie es kaum aus, wenn die anderen unterwegs oder mit ihren Partnern beschäftigt seien. Dann bekomme sie Panik. Von ihrem Freund, der gewalttätig gewesen sei, habe sie sich vor zwei Monaten getrennt. Nachts ziehe sie zum »Feiern« los, nehme Ecstasy, Speed, Kokain, trinke Alkohol und mache in diesem Zustand Männer an. Das mache ihr Angst, weil sie es nicht kontrollieren könne.

In einer der anamnestischen Sitzungen vom Therapeuten auf ihre Beziehungserfahrungen befragt, schilderte die schmale, kindlich wirkende Patientin, die mehrere Piercings im Gesicht hatte, dass sie sich immer intensiv verliebe, dann am liebsten ununterbrochen mit dem Partner zusammen und auch sehr eifersüchtig sei und immer dann, wenn sie irgendeine Missachtung oder Interesselosigkeit spüre, sehr wütend werden könne. Sie fühle sich dann völlig abgelehnt und spüre einen starken Hass, »wie früher gegen meine Mutter«. Sie klage dann den Partner an und wolle, dass er sich seiner Lieblosigkeit schuldig bekenne. Wenn er das nicht tue, könne sie »komplett ausrasten« und gehe mit irgendeinem Gegenstand auf ihn los.

Während sie das schilderte, sprang Frau Groß plötzlich auf und riss das Fenster in der Praxis auf, als halte sie es in dem engen Raum nicht mehr aus. Kurze Zeit später hatte sie sich wieder beruhigt, schämte sich und entschuldigte sich beim Therapeuten. Sie fuhr fort, dass die Beziehungen nie länger als ein paar Monate gehalten hätten und dass sie sich bei dem letzten Freund, der auch jähzornig war, nicht ganz so »wie ein Freak« gefühlt habe. Es sei in der Beziehung »normaler gewesen, dass man mal ausrastet«. Während der Zeit der Trennung und der damit verbundenen Auseinandersetzungen habe sie, wenn sie allein war, »solche Anfälle« bekommen, bei denen sie »überhaupt nicht wusste, wohin« mit sich. Dann habe sie sich mit einem scharfen Küchenmesser in den Oberarm geschnitten. Wenn sie das Blut laufen gesehen und Schmerz gespürt habe, sei sie schlagartig ruhig geworden. Beim Darüberreden in der Klinik sei ihr im Nachhinein klar geworden, dass es sich bei diesem überwältigenden Gefühl wohl um eine Mischung aus Wut und Angst gehandelt habe: Wut über den Freund, der sie allein ließ, und Angst vor dem Alleinsein.

Frau Groß ist als einziges Kind einer alleinerziehenden Mutter aufgewachsen. Ihre Mutter schilderte sie als eine sehr bestimmende Frau. Sie habe als Kind keine Chance auf eine eigene Meinung gehabt, die Mutter habe ihr ihre Sichtweise aufgedrängt. In ihren Stimmungen habe die Mutter sehr gewechselt: Wenn sie »gut drauf« gewesen sei, habe sie die Tochter mit Süßigkeiten und Plüschtieren überschüttet und ihr gesagt, wie hübsch und begabt sie sei; wenn sie schlechte Laune hatte, wurde die Tochter »angemeckert und beschimpft«, ihr gesagt, dass sie ein durch und durch schlechtes und faules Kind sei. Ohne Anlass wurden dann Strafen wie Fernsehverbot und Taschengeldentzug verhängt.

Der Vater hatte sich noch während der Schwangerschaft von der Mutter getrennt, habe aber immer Unterhalt gezahlt und sich um sie gekümmert. Ab dem Kleinkindalter sei sie oft am Wochenende bei ihm gewesen. Er sei einerseits sehr fürsorglich gewesen, habe Brote geschmiert, sie in die Schule gefahren, den Klavierunterricht bezahlt, andererseits habe er plötzlich wegen Nichtigkeiten einen »Ausraster« bekommen und sie, auch in der Öffentlichkeit, geschlagen.

Ab dem zwölften Lebensjahr habe er sich weniger um sie gekümmert. Ihre Mutter habe sie auch oft allein gelassen, sei zum Beispiel für Monate zu einer Freundin in Frankreich gefahren, und sie habe sich in der Zeit selbst versorgen müssen. Nur der Vater habe gelegentlich vorbeigeschaut und Geld dagelassen.

Mit zwölf Jahren habe sie angefangen, die Abwesenheiten der Mutter zu nutzen, um Partys zu feiern, zu rauchen, Alkohol zu trinken und »rumzuknutschen«. Sie sei auch von zu Hause weggelaufen, worauf die Mutter mit Strafen reagiert habe.

In der Pubertät habe sie sich aus Liebeskummer das erste Mal geritzt. Sie lebte in Wohngemeinschaften, hatte diverse kürzere Beziehungen und stürzte sich während des Studiums ins Nachtleben und in den Drogenkonsum – besonders intensiv, wenn sie sich einsam fühlte.

Frau Groß hatte das Bild von sich, kindlich, dumm und ungeschickt zu sein. Sie sagte, sie »habe keinen Plan fürs Leben«, habe keine Ziele, lasse sich so treiben.

Dem Therapeuten begegnete sie mit einem naiven Vertrauen und der Idealisierung, »ein Fels in der Brandung« zu sein.

Auf Unterbrechungen der Therapie reagierte sie mit Angst, Traurigkeit und gelegentlich auch mit Wut und Hass. In den dann folgenden Stunden zeigte sich Frau Groß gekränkt und unverstanden und der Therapeut befürchtete den Abbruch der Therapie. Dann erschien sie unversehens wieder freundlich und kooperativ, wollte aber über den Hasseinbruch nicht sprechen. Sie meinte dazu, dass sie sich in den vergangenen zwei Wochen sehr verlassen gefühlt habe, intensiv Drogen konsumiert und mehrere One-Night-Stands gehabt habe.

Im Verlauf der Therapie wiederholte sich dieses Geschehen mehrfach, und es wurde jedes Mal einfacher, den Übertragungsgehalt zu deuten und über die Affekte zu sprechen, während sie abliefen, sowie die Erfahrung des »Überschwemmtwerdens« mit anschließendem Scham- und Schuldgefühl spürbar abzumildern. In diesem Kontext wurde deutlich, dass die Drogenexzesse dazu dienten, Frau Groß' Verlassenheits- und Zurückweisungsgefühl sowie das Gefühl von Ohnmacht zu verleugnen. Ecstasy spielte dabei mit seiner Möglichkeit, sich zwischenmenschliche Nähe zu halluzinieren, eine besondere Rolle, während die aufputschende Wirkung von Kokain und Speed dazu diente, sich eine mächtige Aktivitätspotenz zu suggerieren.

Mit allen Drogen konnte Frau Groß ihre Affekte bis zu einem gewissen Grad selbst modifizieren und durch diese künstliche Autonomie ihre Abhängigkeitswünsche (und den Verlassenheitsschmerz) verleugnen. Darüber hinaus ist auch eine Funktionsähnlichkeit zwischen den Selbstverletzungen und der Drogeneinnahme zu bemerken: Die Drogen haben körperliche Wirkungen (Blutdruckanstieg, Veränderung der Wahrnehmung des eigenen Körpers und der Außenwelt, Leistungssteigerung etc.) jenseits und unabhängig von den bedrohlichen Affekten und können dadurch selbstvergewissernd wirken und gegenüber den Ängsten vor Selbstauflösung ähnlich beruhigen wie der körperliche Schmerz bei der Selbstverletzung.

Man sieht, wie bei dieser Persönlichkeitsstörung die Sucht als Abwehr ebenso der Stabilisierung dient wie das Abwehren per Agieren, per gewaltsamer Übertragung (»projektive Identifizierung«) und per Selbstverletzung. Der in der Therapie von Borderlinepatienten erfahrene Psychoanalytiker Thomas Reinert stellt den Suchtmittelgebrauch dieser Patientinnen und Patienten in die Reihe ihrer »autoregulativen Mechanismen« (Reinert, 2006, S. 266).

In ihrer symptomatischen Erscheinungsweise, die weitaus häufiger ist als das Auftreten als eigenständige, strukturbestimmende Krankheit, unterscheidet sich die Sucht übrigens nicht von der Depression, dem Zwang oder der Konversion: All diese Symptome können im Rahmen eigenständiger anderer psychischer Krankheiten auftreten. Depressive Episoden gibt es bei der Hysterie, bei der Zwangsneurose, bei Angstneurosen, narzisstischen Persönlichkeitsstörungen oder Traumafolgestörungen. Zwangsgedanken oder -handlungen können passager bei depressiven oder Angstneurosen auftreten. Konversionssymptome können außer auf ihrem »Stammgebiet« der Hysterie bei depressiven Neurosen, narzisstischen Neurosen und anderem vorkommen. Wichtig ist zudem, dass eine symptomatische Sucht mit Krankheitswert durch ihre Intensität und Hartnäckigkeit imponieren kann und trotzdem nicht mit ihrer eigenen Dynamik die ganze Psyche bestimmt, sondern sich wesentlich von ihrer Funktion im Rahmen zum Beispiel einer depressiven Neurose oder einer Borderlinestörung her erklärt, in die sie eingebettet ist.

Die süchtige Persönlichkeitsstörung und ihre Entstehung

In den bisherigen psychoanalytischen Forschungen und Veröffentlichungen zur Sucht werden viele Unterscheidungen getroffen, zum Beispiel zwischen destruktiver und nicht destruktiver Sucht (Glover) oder zwischen eher neurotischer, narzisstischer und selbstzerstörerischer Sucht (Rost, Rascovsky), aber es wird kein systematischer Unterschied zwischen der Sucht als Symptom und der Sucht als eigenständiger Krankheit gemacht.

Wolf-Detlef Rost spricht von der Sucht als einer *unter* dem Suchtsymptom liegenden und bei Suchtmittelabstinenz sichtbar werdenden »Grundstörung« oder »Primärerkrankung«: »Diese Grundstörung ist in aller Regel eine schwerwiegende Persönlichkeitsstörung […], meist auf dem Borderline-Niveau« (Rost, 2008, S. 70). Er trennt also das Suchtsymptom von der eigentlichen Sucht, die angeblich auch ohne Symptom existieren kann und dann eine eher unspezifische Persönlichkeitsstörung ist. Entsprechend bezieht er sich bei seiner Erörterung zur Suchttherapie immer wieder auf Fallbeispiele, in denen es um die Behandlung von Borderlinepatienten geht (vgl. Rost, 2008, S. 78f.; Reinert, 2003, S. 208–220).

Aus der klinischen Erfahrung sind aber eindeutig ausgeprägte Fälle bekannt, in denen die Suchtsymptomatik die ganze Persönlichkeit beherrscht und die Sucht als eigenständige psychische Krankheit existiert, in welcher der Suchtmittelgebrauch die zentrale Abwehr darstellt. Als »Abwehr- und Kompensationssystem« entspricht die Sucht dann der Definition einer Persönlichkeitsstörung (vgl. Mentzos, 2009, S. 152).

Die süchtige Persönlichkeit wird von der Notwendigkeit getrieben, ihren psychischen Selbst-Kern abwehrend zu stabilisieren: Der Kranke ist innerlich hauptsächlich mit der An- oder Abwesenheit des erleichternden Suchtobjekts beschäftigt, bezogene menschliche Objekte verlieren an Bedeutung. Äußerlich organisiert sich mit der Zeit sein ganzes Leben um den Zugang zu dem affektmanipulierenden Objekt herum. Es wird wichtiger, genügend Alkohol im Haus zu haben, als mit dem Partner einvernehmlich zusammenzuleben oder für die Kinder ein anwesender Vater, eine zugewandte Mutter zu sein. Es wird wichtiger, zu trinken, als auf die eigene Gesundheit zu achten, sich vernünftig zu ernähren, seine Arbeit machen zu können etc. Schließlich werden dem Süchtigen alle Bindungen egal. Dem Zerfall der Bindungsfähigkeit widerspricht auch nicht, dass Trinker mit ihren Kumpels zusammen saufen oder dass Heroinabhängige sich gegenseitig bei der Beschaffung des Stoffes helfen: In beiden Fällen sind die sozialen Beziehungen der Zufuhr der Droge eindeutig funktional nachgeordnet.

Der Bindungszerfall und der Zerfall der Selbstfürsorge stellen die schwere Sucht in eine Reihe mit psychischen Krankheiten wie der schweren Magersucht, der aktiven Suizidalität, der schweren Depression oder bestimmter, wahnhaft abgeschlossener Schizophrenien, in denen ein gewisser Teil des Selbst – funktionierende Selbstdisziplin (Magersucht), wütende Anspruchshaltung (Suizidalität), Leistungs- oder Moralideal (Depression), Selbst- und Weltbild (Schizophrenie) – stellvertretend für das ganze Selbst »hochgehalten« und andere Teile wie der Körper, das Beziehungs-Selbst oder die Realitätswahrnehmung dafür geopfert werden. In der schweren bzw. strukturellen Sucht hilft das Suchtmittel, ein Mindestmaß an Kohärenz bzw. an Ungestörtheit des Selbst aufrechtzuerhalten. Diesem Ziel werden alle anderen Lebensziele, am Ende sogar das physische Leben selbst, untergeordnet.

Wenn die hauptsächliche Abwehroperation, die ein Erwachsener oder Jugendlicher zum Schutz seines Selbst benutzt, darin besteht, mithilfe eines sachlichen äußeren Objekts seine Affektlage zu verändern, dann kann diese zentrale psychische Operation nicht kurzfristig entstanden sein. Sie ist vielmehr der verdichtete Endpunkt einer Entwicklung, in der sich die verschiedenen Bestandteile der Abwehrstruktur über viele Jahre hinweg – einer bestimmten Logik folgend – zusammengefunden haben.

Das funktionalisierende Objekt

Am Anfang der Suchtentwicklung steht eine bestimmte affektive Beziehung zwischen dem Selbst eines kleinen Kindes und seiner wichtigsten Pflegeperson bzw. seinen wichtigsten Pflegepersonen. Was man ganz allgemein behaupten kann, ist, dass dieses primäre Objekt das Kind zwar materiell versorgt und auch nicht über längere Zeit allein lässt, aber gegenüber einigen wichtigen oder einer Mehrzahl von affektiven Bedürfnissen dieses individuell besonderen Kindes Ignoranz oder Ablehnung an den Tag legt. Mit »Bedürfnissen« ist im Gegensatz zu »Wünschen« gemeint, dass das Kind für die Reifung zur psychischen Selbstständigkeit bestimmte unterstützende Haltungen und Maßnahmen von seinen wichtigsten Bezugspersonen braucht, die zu denken oder zu formulieren ihm noch nicht möglich ist.

Ich möchte das wieder an den weiter oben beschriebenen Fallbeispielen veranschaulichen:

- Die Mutter von Herrn Lutz, dem Musiker, hat seiner ganzen kindlichen Person relativ abrupt die Sympathie entzogen, hat ihm jegliche positive Spiegelung seiner Wesenszüge (Affekte, Verhaltensweisen, Fähigkeiten) verweigert.
- Der emotional instabilen Romanistikstudentin Frau Groß wurde als Kind von beiden Eltern das Bedürfnis nach konstanter Bindung und nach Reizschutz – das, was man zusammen auch »Urvertrauen« nennen könnte – durch ihre unberechenbar einsetzenden Feindseligkeiten und ihre generelle emotionale Unzuverlässigkeit nicht erfüllt.
- Bei Frau Beier wurde durch das Angstregiment des Stiefvaters und die fehlende Verteidigung durch die Mutter das kindliche Schutz- und Sicherheitsbedürfnis auf traumatische Weise verletzt.
- Frau Sommer mit den sentimentalen »Weinabenden« musste es als Kind ertragen, dass ihre Mutter ihre Anhänglichkeit und zeitweise Hilflosigkeit und Trostbedürftigkeit nicht haben wollte, sondern von ihr eine durchgehend starke, klaglose Haltung gegenüber allen Aufgaben, Unglücken und Verletzungen forderte.
- Die Mutter von Frau Thiem, der »Konfliktraucherin«, lehnte von Kindheit an jede Art von spontaner »egoistischer«

Äußerung (»Das mag ich!«, »Das mag ich nicht!«) bei ihrer Tochter kategorisch ab.

Man erkennt an den Beispielen, dass die Objekte, also die Eltern, die Psychen ihrer Kinder funktional gemäß ihren eigenen erwachsenen Erfahrungen, Impulsen, Zwängen und Normen behandeln: Der aggressive Impulsdurchbruch von Mutter oder Vater dominiert gegenüber dem Konstanz- und Schutzbedürfnis des Kindes; die bewusste oder unbewusste Idealvorstellung einer Lebenshaltung soll auch für das Kleinkind gelten; dem gekränkten Rückzug der Mutter wird das Bestätigungsbedürfnis des Kindes geopfert. Die Objekte erwarten von den kindlichen Psychen eine passive Hinnahme und selbstlose Plastizität gegenüber der funktionalisierenden Behandlung. Die individuelle Eigenständigkeit und besondere affektive Bedürftigkeit der kindlichen Psyche werden nicht anerkannt. Eine entsprechende Einfühlung und ein einfühlendes Verhalten finden nicht statt. Wobei »Einfühlung« oder »Empathie« hier so verstanden werden soll, dass man sich eigene Vorstellungen davon machen kann (»Mentalisierungsfähigkeit«), was in einem Kind eines bestimmten Alters an besonderen Wahrnehmungen und Gefühlen vorgeht, und dass man versucht, das Kind auf diese Eigenständigkeit hin zu verstehen.

Diese funktionale Behandlung durch das Primärobjekt muss für das Kleinkind nicht von vornherein unangenehm oder quälend sein. Es gibt nicht wenige Fälle, in denen die Mütter sich ihren Kindern mit großer affektiver Intensität positiv zuwenden und ihre Entwicklungsfortschritte mit Begeisterung widerspiegeln, diese Begeisterung aber mehr der narzisstischen Wunscherfüllung der Mutter geschuldet ist, die ein so großartiges Kind ihr Eigen nennt. Es geht dabei weniger oder gar nicht um eine anerkennende Bewunderung der Eigenheiten des Kindes als unabhängigem kleinen Menschen. Einem Außenstehenden fällt der übertriebene Charakter dieser mütterlichen Begeisterung schnell auf. Das Kind kommt nicht in den Genuss des Leuchtens in den Augen der Mutter, das ein positives Selbstbild, einen gesunden Narzissmus im Kind initiiert, sondern wird von einem blendenden Flutlicht erfasst, das alle unvollkommenen, unauffälligen oder hilfsbedürftigen kindlichen Seinsweisen im Dunkeln verschwinden lässt. Die (vom Kind durchaus freudig angenommene) Begeisterung der Mutter gilt nur bestimmten Eigenschaften (der Expansivität, Aggressivität oder dem Exhibitionismus) und blendet andere (regressive Passivität oder Anhänglichkeit) aus und erklärt sie damit als nicht existent (siehe dazu auch das unten folgende Fallbeispiel von Damian).

An dieser Stelle sei darauf hingewiesen, dass die Verweigerung bzw. das Nicht-zustande-Kommen von angemessenem Verstehen respektive Empathie und empathischem Verhalten seitens der Primärobjekte natürlich oft kein bewusst gewollter, sondern ein unbewussten und auch äußeren Zwängen unterliegender Vorgang ist. Die libidinöse Zuwendung einer Mutter kann durch starke eigene innere Konflikte, durch Verlusterfahrungen und durch Trauer blockiert oder übertrieben sein; die Fähigkeit zur empathischen Zuwendung kann dadurch, dass die Mutter sie selbst nicht erfahren hat, ungenügend ausgebildet sein; die Unfähigkeit zum Mitgefühl kann Bestandteil einer eigenen Suchterkrankung von Vater oder Mutter sein. Der Krankheit und dem Tod des Primärobjekts, der Arbeitssituation der Eltern oder der Gesundheitssituation des Kindes geschuldete Trennungen können zu gehäuften Objektwechseln (zu Großmüttern, Tagesmüttern, Pflegeeltern, Krankenschwestern, in Heime) führen, die das Kind wechselnden funktionalen Zwängen unterwerfen und es den jeweiligen Pflegepersonen schwer machen, sich einzufühlen und die affektiven Bedürfnisse des Kindes zu erkennen.

Häufige Objektwechsel machen es auch dem Kleinkind schwer, die spezielle gestische Signalebene zu finden, auf der das jeweilige Pflegeobjekt erreicht werden kann und reagiert. In der Kindheitsgeschichte von schwer Süchtigen finden sich häufig solche Wechsel. Die gefühllose Behandlung durch die wichtigen Bezugspersonen wird aber auch nicht selten offen grausam. Therapeuten in Suchtkliniken und Suchtberatungsstellen kennen aus den Biografien ihrer Patienten und Patientinnen das gehäufte Vorkommen von sexuellen Missbräuchen und körperlichen Misshandlungen.

Die anaklitische »Überlassung«

In einer ersten, für eine spätere Suchtentwicklung Weichen stellenden Reaktion auf die uneinfühlsame, sei es ignorante, sei es überstimulierende Behandlung durch das mächtige Primärobjekt (die an sich noch nicht suchtspezifisch ist), überlässt sich das Kind dessen Willen, wie es das aus vielen anderen Interaktionen (Säuberung, Fütterung, Transport etc.) kennt. Es fühlt sich in bestimmten Fällen vielleicht unwohl wegen der fehlenden Rücksichtnahme auf seine Ängste und Bedürfnisse nach Bestätigung, Reizschutz und Halt oder wegen der fehlenden »Affektabstimmung« (Stern, 1985, S. 198), aber in seiner Angst vor einer Trennung von seinem Liebesobjekt (die für ein kleines Kind gleichbedeutend mit psychischem Erlöschen wäre) versucht es, dem als emotional unbegreifbar, unangepasst empfundenen mütterlichen Objekt quasi instinktiv zu folgen, indem es seinen rudimentären Eigenwillen unterdrückt bzw. unterdrücken lässt (was noch nicht genau zu unterscheiden ist).

Ein solcher Eigenwille zeigt sich bei einem Baby beispielsweise im Wegdrehen des Kopfes oder Oberkörpers als Vorläufer des »Nein« (vgl. Spitz, 1965, S. 207) oder auch in einem deutlichen Suchen nach Blick- oder Körperkontakt. Etwas später zeigt er sich in der Neugier und dem motorischen Erkundungsdrang des Kleinkindes, in einem Bedürfnis nach mimischer, gestischer und akustischer Rückkoppelung bei seiner Welteroberung sowie nach Trost und Halt im Falle von Erfahrungen schmerzhaften Misserfolgs. Aber auch das Bedürfnis nach Rückzug, nach Zeiten intensiver Reizerfahrung, der »Wunsch«, in Ruhe gelassen zu werden, sind dem kleinen Kind deutlich anzumerken.

Die unbewusste Reaktion des Passivwerdens bzw. Mit-sich-geschehen-Lassens zur Abwehr von existenzieller Trennungsangst bezeichne ich als »Überlassung«. Sie bildet das erste und grundlegende Element in der zur Sucht führenden Abwehrkette. Frühe Missachtung lässt sich durchaus auch anders abwehren, etwa mit narzisstischer Wut. Das hängt sehr vom Alter des Kindes und von den spezifischen emotionalen Interaktionsbedingungen zwischen Kind und Primärobjekt ab. Kleine Kräfteverschiebungen können einen Unterschied darstellen. Auch kann die eine Abwehr die andere überlagern, eine mehr im Hintergrund, die andere mehr im Vordergrund existieren, aber hier geht es aus Gründen besseren Verstehens um die idealtypische, in Reinform existierende persönlichkeitsprägende Sucht, und die beginnt mit der Abwehr der Überlassung.

»Überlassung« ist ein Begriff, der die Passivität und Unabgegrenztheit des Selbst betonen soll. »Überantwortung« klingt ein wenig zu bewusst. »Gefügigsein« wäre inhaltlich auch richtig, allerdings wird die Spur eines aktiven Wollens damit nicht erfasst, das diesen Zustand zu einem späteren Zeitpunkt in der Genese des Individuums herstellen *wollen* könnte – wo das Kind oder der Erwachsene dann von haltenden Objekten *erwartet*, dass sie ihm die Steuerung abnehmen oder es seinem *Wunsch* entspricht, sich der Drogenwirkung hinzugeben. Im Gegensatz zur (masochistischen) »Unterwerfung« verlangt die Überlassung als früher intersubjektiv-intrasubjektiver Abwehrmechanismus nicht, dass das Objekt mit seinem Sadismus als getrennt vom Selbst erfasst wird und dass durch die Unterwerfung eine (sadomasochistische) Beziehung im engeren Sinne entstehen soll. Auch die »Projektion« oder »Externalisierung« des Eigenwillens würde voraussetzen, dass dieser vom Selbst des Kindes schon sicher als eigener empfunden wird, bevor er in das Objekt projiziert oder an es abgetreten werden kann.

Man kann den Begriff »Überlassung« noch durch das Adjektiv »anaklitisch« (»anlehnend«) ergänzen. Dieses Wort wurde durch den amerikanischen Analytiker René Spitz Ende der 40er Jahre als »Verbegrifflichung« des Freud'schen Konzepts des »Anlehnungstypus« der »Objektwahl« (Freud, 1914, S. 154) in das psychoanalytische Vokabular eingeführt. Es will sagen, dass die Liebe des kleinen Kindes notwendigerweise der Person gilt, von der es die hauptsächlichen Pflegeleistungen empfängt, sich seine libidinöse »Objektwahl« also an die (meist oralen) Pflegeeigenschaften »anlehnt« (vgl. Spitz, 1965, S. 287, Fußnote). Die »anaklitische Depression«, mit der Spitz sich beschäftigte, ist die Depression, die dem Verlust der geliebten primären Pflegeperson folgt.

Durch die passive Überlassung an die Steuerung des Objekts lernt das Kind nicht, eigene Gefühle, Impulse, Taten und Fähigkeiten als eigene zu begreifen (Hegel würde sagen: aus einem »an sich« in ein »für mich« zu verwandeln) und in die Selbstverantwortung zu übernehmen. Es erlebt die Verantwortung beim anderen und fügt sich dessen Erwartungen. Wenn der andere meint, es sei dumm und böse, dann fühlt es sich so; wenn er meint, es sei stark, schlau und unabhängig, dann fühlt es sich so und versucht, sich so zu verhalten. Das Selbstbild ist an die enge Verbindung mit dem Objekt gekoppelt, es wird nicht zu einem soliden Introjekt (geschweige denn zu einer reifen Identifikation). Wenn das Objekt seine Meinung ändert, ändert sich auch das Selbstbild des abhängigen Kindes. Ein haltbares Ich-Ideal kann nicht gebildet werden und auch die Maximen des Über-Ich können nicht wirklich angeeignet werden, sondern bleiben an die Moral der bestimmenden Objekte gekoppelt.

Diese gefügige, den Übergriffen der Umwelt ausgelieferte Daseinsweise, die kaum Raum für individuelles Erleben enthält, aber einen potenziellen Selbst-Kern schützt, wurde von Donald W. Winnicott als »falsches Selbst« bezeichnet, das »eine der erfolgreichsten Abwehrorganisationen« sei (Winnicott, 1958, S. 203). Obwohl ich diesem Konzept, wie auch dem sich darauf beziehenden Begriff des »fremden Selbst« von Anthony W. Bateman und Peter Fonagy (2004, S. 148–150) der Sache nach zustimme, halte ich die Bezeichnungen für nicht ganz zutreffend. Im Gegensatz zur »Überlassung« erfassen sie die frühkindliche Abwehr zu wenig als einen im Fluss befindlichen, potenziell reversiblen intersubjektiven Vorgang und stellen sie zu sehr als festen Zustand eines separierten Selbst dar.

Wolf-Detlef Rost siedelte die Süchtigen bezüglich ihres psychischen Entwicklungsstandes vor den Borderlinern an, weil sie nicht deren rigide strukturierende Gut-Böse-Spaltungen entwickelt hätten (vgl. Rost, 1987, S. 88–91). Man kann diesen Mangel an Spaltungen gut durch die besondere Abwehr der Überantwortung erklären, die eine feste eigene Wahrnehmungs- und Wertungsordnung überflüssig macht.

Der Mangel an empathischer, das heißt auf ein eigenständiges Selbst bezogener Spiegelerfahrung führt dazu, dass das Kind seine eigenen Affekte nicht differenziert kennenlernt und kaum symbolisieren kann. Es kann beispielsweise bestimmte Spannungsgefühle nicht als Wut über eine Einengung identifizieren oder auf ein Objekt bezogenen Ärger nicht von »schlechter Laune« unterscheiden; es kann Aufregung, Anspannung und Übervigilanz nicht als Angst wegen einer Bedrohung identifizieren und die auf ein Objekt bezogene Angst nicht von einem apersonalen »mulmigen Gefühl« unterscheiden. Ebenso wenig kann es ein Nachlassen von Spannung als Beginn einer erholsamen Regression auffassen oder ein Anlehnungsbedürfnis von »Langeweile« trennen. Es kann sich durch die mangelnde empathische Bestätigung überhaupt nur schwer als (vom Primärobjekt) getrennter Inhaber seiner Affekte erleben.

Gemäß dem Konzept der Affektabstimmung nach Daniel N. Stern (1985, S. 198–230) und der Affektspiegelung nach Fonagy und Target (2003, S. 839–862) erhält das Kind kaum Gelegenheit, bestimmte affektive Erfahrungen in sein Selbst zu integrieren. In der älteren Systematik Wilfred R. Bions ausgedrückt, würde die Mutter dem Kind das »Containing« bzw. die »Alpha-Funktion« (der Filterung oder Vorverarbeitung von Affekten einschließlich der sprachlichen Benennung) verweigern und es mit bestimmten »Beta-Elementen« (als unbegreiflich und überwältigend empfundenen Wahrnehmungs- und Affekteindrücken) alleinlassen (vgl. Bion, 1962, S. 52–73).

Die fehlende Spiegelung und Anerkennung des kindlichen Selbst durch das übermächtige primäre Objekt ist für das kleine Kind ein selbstverständlicher Zustand. Es weiß nicht, dass etwas fehlt. Es ist auf das angewiesen, was das Objekt ihm als Wirklichkeit präsentiert. Zur Unwichtigkeit des spontanen und eigenständigen Selbst gehört die Überwertigkeit des funktionalisierenden Objekts, in dessen Macht allein es liegt, ob sich das Kind gut oder schlecht fühlt, und das allein weiß, wie das Kind ist und wie es sich zu verhalten hat. Im Gegensatz zum »steuernden Objekt«, das Karl König (1981, S. 16–22) bei Angstneurotikern findet, dient das funktionalisierende Objekt nicht einer vom Selbst initiierten Sicherung gegen überstarke eigene Triebimpulse oder narzisstische Impulse, sondern soll die Verantwortung für ein unabgegrenztes Selbst tragen. Nicht zuletzt hieraus erklärt sich die fast reflexartige und klischeehafte Idealisierung ihrer Mütter und Herkunftsfamilien, die viele schwer Süchtige bei Anamneseerhebungen an den Tag legen. Es erklärt sich auch die häufige Bindung von erwachsenen Süchtigen an ihre Mütter oder andere funktionalisierend-haltende Objekte in Gestalt von Partnern, Gruppen oder Organisationen, an deren Anwesenheit und Vorgaben der Süchtige sich halten kann. Es handelt sich dabei um Nachfolgeobjekte bzw. Übertragungen der frühen mächtigen Objekte. Psychotherapeuten müssen während der Behandlung damit rechnen, dass alternierend zum Widerstand gegen die therapeutische Beziehung diese Verantwortungsmacht auf sie übertragen wird und sie damit umgehen müssen.

Die fehlenden Möglichkeiten, sich selbst und die eigenen Gefühle in der Beziehung kennenzulernen und ernst zu nehmen, sowie die daraus folgende unklare psychische Strukturbildung verhindern, dass das Kind bewusst eigene Erfahrungen macht, ein eigenes Selbstbild entwickelt und verändert, dass es die Objekte als getrennt (und weniger mächtig) wahrnehmen lernt, sich in der sozialen Außenwelt behauptet, auch seine Mängel und die entsprechende Hilfebedürftigkeit akzeptieren lernt. Darüber hinaus lernt es nicht, seine Affekte intern immer mehr und besser zu regulieren (sich etwa gegen Ängstigendes zu schützen, gegen Einengendes zu wehren, sich bei einem Misserfolg selbst trösten zu können) und Frustrationstoleranz zu entwickeln. Es bleibt der Anwesenheit und den Vorgaben der mächtigen Objekte verhaftet, die zum Beispiel zu verstehen geben, dass das Kind (gegenüber Bedrohungen wie Alleinsein) keine Angst (zu haben) hat und dass es keine verlässliche Zuwendung braucht oder eine positive Spiegelung.

Natürlich bestehen diese affektiven Bedürfnisse weiterhin, aber in entfremdeter Form, und sie bilden als nicht akzeptierte Angst, als abgelehnte Unsicherheit und Scham und als mit einem Wahrnehmungsverbot belegtes Überforderungsgefühl den unbewussten Kern der Initialverstimmung.

Die funktionalisierende Behandlung durch das Objekt und die Überlassungsabwehr des kindlichen Selbst kann sich auf einen zwar wichtigen, aber mehr oder minder partiellen Affektbereich beschränken, zum Beispiel auf den Bereich positiver narzisstischer Spiegelung mit der Reaktion von Stolz versus verweigerter Spiegelung mit der Reaktion von Scham, auf den Bereich Sicherheit versus Angst oder auch den Bereich von Anlehnung versus Autonomie. Es eröffnet sich so die Möglichkeit bestimmter affektiver »Färbungen« einer Suchtentwicklung (vgl. Voigtel, 2000).

In Fällen schwerer, das ganze Leben bestimmender und die Objektbeziehungen zerstörender Sucht liegt der Anfang früh in der vorsprachlichen Zeit und in einer umfassenden Überlassungsdynamik. Solche Kinder geraten dadurch häufig in hohe Spannungen, dass die Bezugspersonen ihre noch ungeschiedenen körperlich-affektiven Signale, die ja oft die ersten Anzeichen von Triebspannungen sind, nicht lesen. Hunger, Sattheit, Kälte, Wärme, Reizflut, Reizarmut etc. wachsen stark an und werden schließlich als Qual empfunden. Das Einzige, was dem Kind bleibt, ist undifferenziertes Schreien und Weinen, die das versagende Objekt so unter Druck setzen, dass es *irgendetwas* unternimmt, um *irgendetwas* an der Gesamtlage zu verändern. An die Stelle einer inneren Feinabstimmung zwischen Primärobjekt und Kind tritt eine Beziehung von gegenseitiger äußerer Druckausübung: Das Kind schreit so lange, bis die Mutter etwas ändert, bzw. die Mutter manipuliert an dem Kind im Trial-and-Error-Verfahren so lange, bis irgendeine Veränderung in ihrem Sinne eintritt. Nicht selten sind das katastrophale Veränderungen für das Kind, wenn es beispielsweise so lange geschlagen wird, bis es nur noch leise wimmert und nicht mehr laut schreit, oder wenn es außer Hörweite gebracht wird und so lange ohne Hilfe schreit, bis es erschöpft ist.

Affektveränderung oder -steuerung geschehen in diesen Beziehungen also hauptsächlich durch konkrete Manipulation seitens des äußeren Objekts. Es liegt auf der Hand, dass ein so behandeltes Kind infolge des weitgehend fehlenden affektiv-kognitiven Zusammenspiels mit seinem Primärobjekt weder die eigenen Affekte und damit sich selbst differenziert wahrnehmen lernt noch sich später vorstellen kann, wie die affektiv differenzierte Innenwelt eines anderen Menschen aussieht. Es ist wenig empathisch und kann nicht gut »mentalisieren« (vgl. Dornes, 2004). Die beschriebene Mutter-Kind-Interaktion hat viel Ähnlichkeit mit der, die Kleinkinder erleben, die von der Bindungs- und Mentalisierungsforschung als »desorganisiert gebunden« bezeichnet werden (vgl. Fonagy & Target, 2003, S. 322–332). Die primitive Abwehr der Überlassung ist für solche Kinder nicht selten das einzige Mittel, um psychisch zu überleben.

> Ein schwer alkoholabhängiger 55-jähriger Maurermeister, Herr Keppler, war unter ärmlichen Bedingungen – die Familie bewohnte zu viert eine Einzimmerwohnung – in einer norddeutschen Kleinstadt aufgewachsen. Sein Vater war Hilfsarbeiter, oft angetrunken und schlug ihn. Er sei ihm »nur unheimlich« gewesen. Er starb, als Herr Keppler elf Jahre alt war, an den Folgen einer Verletzung. Die junge Mutter war Hausfrau. Ihr sei wichtig gewesen, dass er immer sauber und adrett ausgesehen habe. Sie habe Körperkontakt und alles Körperliche als »ekelhaft« abgelehnt.

Herr Keppler war als Kind nicht gewollt gewesen. Es hatte mehrere misslungene Abtreibungsversuche gegeben. Wenn er Angst gehabt habe, etwa bei Gewitter, hätte die Mutter ihn nicht in den Arm nehmen wollen.

Mit in der Wohnung lebte die Großmutter (mütterlicherseits). Sie und seine Mutter hätten ihn »eingetaktet« und herumkommandiert. Sie seien den ganzen Tag mit Saubermachen und Essenkochen beschäftigt gewesen. Er sei immer im Weg gewesen. Es sei auch nicht für nötig gehalten worden, dass er eigene Spielsachen oder eine eigene Spielecke hatte. Ebenfalls sei ihm nie gekocht worden, was ihm schmeckte. Er musste immer das Erwachsenenessen mitessen. Er erinnerte sich, aus dem Essen immer die Zwiebeln, die er nicht mochte, »herausgepolkt« zu haben und dafür »angemeckert« worden zu sein.

Als kleineres Kind habe er wohl viel »gejammert und gemault«, aber eines Tages, so erinnerte er sich in der Therapie, er muss wohl um die vier Jahre alt gewesen sein, habe er sich in den Korb mit schmutziger Wäsche, der in dem Zimmer stand, fallen lassen und den Gedanken gehabt: »Macht doch mit mir, was ihr wollt, ich mache nichts mehr, ich mache eh alles falsch.« Er sei dann wirklich passiv geworden, habe zu nichts mehr Lust gehabt und habe alles mit sich machen lassen. (Es handelt sich hier um eine »Deckerinnerung«, also eine Erinnerung, die auch für vorausgehende Erlebnisse steht, die nicht explizit erinnert werden können.) Dafür habe er die Mutter aber gehasst. Zur Schule hatte er nach anfänglichen Misserfolgserlebnissen keine Lust mehr, um seine Schulleistungen habe sich aber ohnehin niemand gekümmert. Die Mutter habe ihn dennoch jeden Morgen aus dem Bett getrieben und zur Schule geschickt, denn ihr war wichtig, was die Nachbarn von der Familie hielten. So schaffte Herr Keppler die Hauptschule mit Müh und Not. Danach habe die Mutter, obwohl er nicht wollte, ihm eine Lehrstelle gesucht und ihn auch dort hingetrieben. Da er nicht wusste, was er sonst hätte machen können, sei er ihren Vorgaben gefolgt.

Das kindliche Schicksal des Jugendlichen im folgenden Fallbeispiel erscheint mit seiner narzisstisch-manischen Symptomatik oberflächlich konträr zu dem von Herrn Keppler. Und doch wirkt auch in ihm die Dynamik der funktionalen Behandlung durch die Primärobjekte und der darauf reagierenden anaklitischen Überlassung:

> Der kräftig und hübsch aussehende 17-jährige Damian wurde von seinen Eltern wegen heftigen Haschischkonsums (sowie Speed- und Kokainkonsums, wie sich später herausstellte) und Schulversagens mit in die Drogenberatung gebracht. Dort spielte er die Vorwürfe der Eltern herunter, beteuerte, dass er sich alle Mühe gebe, und sah anscheinend kein Problem. Wenn die Mutter über die Misserfolge des Sohnes sprach, sagte sie: »Wir haben die Prüfungen nicht geschafft.«
>
> Die Mutter hatte als Jugendliche Fotografin werden wollen, die Eltern wollten ihr diese Ausbildung aber nicht ermöglichen, und so hatte sie sich nicht durchsetzen können. Zum Zeitpunkt der Beratung arbeitete sie als Sekretärin. Der Vater, Handwerker, kam aus einer sehr gewalttätigen Familie und war oft geschlagen worden. Sein Erziehungsideal bestand darin, dies seinem Sohn nicht anzutun. Sein bewusstes Lebensmotto besagte, dass man sich unterordnen müsse und das Leben hart sei.
>
> Aufseiten der Mutter hatten Heirat und Schwangerschaft endgültig die Aufstiegspläne zerschlagen. Die Endphase der Schwangerschaft und die Geburt waren für sie sehr schmerzhaft. Verlegen meinte sie: »Ich habe ihn [ergänze: den Sohn] oft verflucht.«
>
> Der Sohn wurde von Anfang an von beiden Eltern sehr bewundert. Er durfte anstellen, was er wollte, Sachen willkürlich zertrümmern, im Kindergarten andere Kinder quälen, gewagte akrobatische Aktionen unternehmen (und sich dabei öfter verletzen) – auf alles reagierten die Eltern mit einem bewundernd-erschreckten Lachen: »Was der sich alles traut!« Der Vater gab zu, öfter innerlich »weißglühend« vor Wut gewesen zu sein, aber nicht eingegriffen zu haben, weil er eben kein gewalttätiger Vater sein wollte. Er bewunderte die Unbekümmertheit des Sohnes, die in so krassem Gegensatz zu seiner eigenen Kindheit und seinen Lebensmaximen stand.
>
> Die Mutter ließ dem Sohn zum einen aus Schuldgefühl wegen ihrer anfänglichen Ablehnung alles durchgehen und verwöhnte ihn rundum, zum anderen fühlte sie sich – wie schon gegenüber ihren eigenen Eltern – immer zu schwach, um sei-

nen Forderungen zu begegnen, und außerdem sollte er das »freie« und »starke« Genie sein, das sie nicht sein durfte. Daher bemühte sie sich, ihm alle Schwierigkeiten (Beschwerden aus dem Kindergarten, von anderen Eltern etc.) aus dem Weg zu räumen. Unfälle und Verletzungen wurden als Nebensächlichkeiten abgetan.

In der Grundschule war der Sohn (entsprechend) ein »Überflieger« und konnte alles, ohne viel arbeiten zu müssen. Mit Übergang ins Gymnasium kam der Absturz: Er konnte nicht mehr alles wie von selbst, sondern hätte sich anstrengen müssen. Das verweigerte er. Die Eltern verstanden seinen »Absturz« nicht und konnten darauf nicht reagieren bzw. hielten seine großartige Freiheit hoch nach dem Motto: Na, wenn er nicht will, dann kann man ihn doch nicht zwingen. Nach einem Jahr hatte er nur noch Fünfen und Sechsen im Zeugnis und blieb sitzen. Er wechselte zweimal die Schule.

Inzwischen 15 Jahre alt, schwänzte er nun den Unterricht, fälschte Krankschreibungen und Entschuldigungen, kiffte und trieb sich mit einer Jugendbande herum, in der er bald der bewunderte Anführer war. Die Mutter deckte ihn gegenüber der Schule, der Vater brachte ihm nur halbherzig Widerstand entgegen. An der Beratung nahm Damian nur kurz teil. Als die Eltern begannen, sich stärker gegen ihn zu stellen, verstärkte er seinen Rauschmittelkonsum, fing an zu dealen und mit seiner Bande zusammen Autoradios zu stehlen. Schließlich wurde er sowohl beim Autoknacken als auch beim Rauschgifthandel erwischt und kam für einige Monate ins Jugendgefängnis. Dort erhielt er keine Drogen mehr, brach depressiv zusammen, wurde apathisch und sprach bei Familienbesuchen von Suizid.

Man erkennt die Intensität, mit der die Eltern ihre Projektionen von Großartigkeit auf den Sohn richteten bzw. die projektiven Identifizierungen, mit denen sie die Größenideen, an die sie bei sich selbst nicht mehr glaubten, bei ihm platzierten. Dafür wurde er *funktionalisiert*. Er *musste* sich diesem unterstellten Selbstbild überlassen und alle widersprechenden Erfahrungen (die Schmerzen bei Verletzungen, die ihn konkret auf seine begrenzten Kräfte aufmerksam machten, oder die Erfahrung von Misserfolg in der Schule) ignorieren bzw. verleugnen. Da die

Eltern auf seine schwachen und verletzlichen, seine hilfebedürftigen und der Realität nicht angepassten Seiten nicht reagierten (vielmehr seine Verleugnung verstärkten, indem sie mögliche Hindernisse aus dem Weg räumten), konnte er die Erfahrung von Halt nicht machen und sich damit auch nicht identifizieren und für seine Selbstständigkeit benutzen. Er blieb auf die helfend-verleugnende Anwesenheit der Primärobjekte angewiesen und musste ihren Vorgaben folgen. Belohnt wurde er dabei durch deren permanente Bewunderung, die sein Selbstgefühl manisch überhöhte. Seine Initialverstimmung, ein kaum fassbares Gefühl von Haltlosigkeit, Angst und Selbstwertzweifel, war gut versteckt. Sie trat nur hervor, wenn er sich allein fühlte, ohne Eltern und ohne andere bewundernde Anhänger und ohne Drogen.

Die Regression zu einem beruhigenden Ort

Auf die (einen schwachen Verleugnungsanteil gegenüber den eigenen Bedürfnissen enthaltende) Überlassungsabwehr folgt als zweites wesentliches Abwehrelement eine Regression zu einem beruhigenden Ort: Die Beziehung zum Primärobjekt stagniert. Dieses kann auf die sich entwickelnden Selbst-Anteile des Kleinkindes nicht annehmend reagieren. Es entsteht kein Dialog oder »Tanz« (Stern, 1985, S. 226) zwischen den beiden, in dem Entwicklung stattfinden kann. Die Dominanz des Objekts führt zu einem immer gleichen Diktat. Das Kind braucht für die Entwicklung seines Selbst aber eine anerkennende und variable Beziehungsreaktion. Es braucht affektive Auseinandersetzung. Mit diesen latenten Entwicklungsbedürfnissen prallt es am Objekt ab. Erfahrungsbereiche von Neugier, Funktionslust und Erfolgsfreude, aber auch von Grenze, Frustration und Trost bleiben ausgespart. Das Objekt bewegt sich nicht, das Selbst bleibt in vielen Bereichen unentwickelt.

Ihm wird die affektive Bestätigung verweigert, die sowohl in der wohlwollenden Spiegelung als auch in der moderaten Grenzsetzung durch das bezogene Objekt enthalten wäre. Damit entsteht ein durchdringendes Unbehagen, eine Unsicherheit, was das Begreifen der Gestalt und das Wissen um den Wert des eigenen Selbst im zwischenmenschlichen Kontakt betrifft. Um dieser Unsicherheit zu begegnen und um einen kleinen Teil an Selbstsicherheit zu bewahren (damit ungewollt auch die Option einer späteren Entwicklung aufrechtzuerhalten), muss sich das Kind immer wieder ganz konkret an einen »Ort des seelischen Rückzugs« (Steiner, 1998, S. 17ff.) begeben, an dem keine weitere Verunsicherung droht.

Die Bedingungen, die ein solcher Ort erfüllen muss, sind zwei: Erstens muss er frei sein von der Gegenwart des funktionalisierenden, zurückweisenden und damit das kindliche Selbst verunsichernden Objekts und zweitens darf er nicht »leer« sein, um die Verlassens- und Todesangst des Kindes nicht zu aktivieren. Es bieten sich zu diesem Zweck beruhigende sensorische Erfahrungen im Umfeld des Objekts an – Körperempfindungen, Stimmungen, die vom Objekt eingeleitet wurden oder auf es hinweisen, die seine Spur tragen, auch wenn es selbst nicht (mehr) anwesend ist. Ich denke dabei an den Zustand des Sattseins nach einer Mahlzeit, an das Erleben von Schwere oder Wärme im Bett kurz vor dem Einschlafen oder nach dem Aufwachen, an die Versenkung in einen Geruch oder einen Geschmack als Vorläufer oder Nachhut einer oralen Befriedigung, an die gebannte Aufmerksamkeit gegenüber den Lichtspielen an der Wand oder den sich bewegenden bunten Spielfiguren über dem Babybett, und ich denke besonders an die beruhigende Wahrnehmung von Klängen und Geräuschen, an das Herüberschallen des Küchenradios zum Laufgitter des Kindes. In all diesen Sinneserfahrungen ist das Objekt nicht als (abgegrenzte und potenziell abweisende) Person präsent, sondern als schützende Atmosphäre, als freundliches Fluidum oder Aerosol, als positive Erinnerungsspur oder vage Halluzination. Das kleine, von der Beziehung zum Objekt abgeschnittene und von überwältigenden negativen Affekten bedrohte Kind kann sich zur Stabilisierung seines Selbst auf diese Beruhigungsinseln zurückziehen bzw. sie dann, wenn sie in seinem Leben auftauchen, zur Beruhigung verwenden. Die Repräsentanzen dieser sinnlichen Stabilisierungserfahrungen sind das, was in der Psyche eines strukturell Süchtigen einer positiven Objektrepräsentanz am nächsten kommt.

Donald W. Winnicott bezeichnete den Aspekt früher Objekterfahrung, in welchem das mütterliche Objekt nicht als getrenntes Gegenüber erlebt wird, als »holding environment« oder auch als die »Umwelt-Mutter«. Er verwies zwar nicht darauf, dass speziell dieser Aspekt auch regressiv zur Abwehr benutzt werden kann, erkannte aber die Regression und verwandte Zustände wie den »pathologischen Rückzug« als eigenständige »Abwehrorganisationen« der frühkindlichen Psyche (Winnicott, 1958, S. 191).

> Herr Keppler erinnerte sich, dass er, wann immer es ging, also täglich, schon als Drei- oder Vierjähriger in die Felder hinter dem Haus, in dem sich die Wohnung der Familie befand, gelaufen war und sich in ein selbst gegrabenes Loch in einer Böschung hockte, das hinter Büschen versteckt lag. Dort habe er stundenlang gesessen, die sich im Wind bewegenden Gräser, die am Boden krabbelnden Insekten oder den Zug der Wolken beobachtet und sich wohlgefühlt. Diesen Rückzugsort behielt er bis weit in die Schulzeit.
>
> Als Erwachsener hatte er immer wieder den Impuls, Beruf und Wohnung aufzugeben und sich in die Wildnis zurückzuziehen. In seinen nächtlichen Träumen lief er ausschließlich durch menschenleere Natur- und Industrielandschaften.

Andere Kinder haben andere beruhigende Orte. Herr Lutz (der Musiker) hörte als Kind gern allein in seinem Zimmer Musik, begab sich in einen tröstenden akustischen Raum. Narzisstisch überstimulierte Kinder stellen gern den Raum undifferenzierter Bewunderung und Aufmerksamkeit wieder her, den sie einmal seitens ihrer Mutterobjekte erlebt haben, und »sonnen« oder »baden« sich darin, indem sie durch ungewöhnliches Verhalten oder Aussehen die Aufmerksamkeit ihrer Umgebung auf sich ziehen. Damian aus dem obigen Fallbeispiel sorgte schon im Kindergarten dafür, im Mittelpunkt zu stehen, und wusste sich auch später das Staunen der Gleichaltrigen zu verschaffen.

Die Regression zum beruhigenden Ort gibt mit ihrem Gefühl von Schutz und Getragenheit einem Selbst, das sich seiner Grenzen und Qualitäten nicht sicher ist, auch Gelegenheit, sich in Verschmelzungs-, Größen- und Allmachtsfantasien zu ergehen, die von realen Objekten und Umständen und den von ihnen ausgehenden Komplikationen absehen. Es sei hinzugefügt, dass die Regression auch Ansätze für progressive Ausgänge bieten kann, wenn die in ihrem Schutz ausgearbeiteten Fantasien in kreative Tätigkeiten umgesetzt werden können.

Die donale Verschiebung

Dadurch, dass das Primärobjekt sich dem differenzierten affektiven Dialog mit dem Selbst des Kindes teilweise oder ganz entzieht, aber Präsenz und Pflege bzw. materielle Zuwendung aufrechterhält, werden die mit Präsenz und Pflege verbundenen *Gaben* – die Nahrung, der Schnuller, ein Schnüffeltuch, eine Tonkassette, das Bett, Spielzeug – als Statthalter des (mütterlichen) Objekts für das Kind überproportional wichtig und libidinös besetzt (vgl. Heigl-Evers et al., 1981, S. 59). Hinzu kommt, dass manche depressive und selbstunsichere Mütter oder auch solche, die nicht Mutter sein wollen, die Wahrnehmung und das Gefühl nicht aushalten, dass ihr Kind sie liebt und sie sehr wichtig für es sind. Sie versuchen dann, sich als Person aus der Beziehung zu stehlen und dem Kind, quasi als Ausgleich, Nahrung und andere Gaben »hinzuschieben«.

Zunächst wird das mütterliche Objekt sowohl in seiner körperlich-sinnlichen Präsenz als auch mit den Gaben, die es bringt, als Einheit geliebt. Am sinnfälligsten ist das vielleicht bei der Muttermilch, die als essbarer Teil der Mutter empfunden wird, oder beim Schnuller, der als von der Mutter zur Verfügung gestellte Ersatzbrust (welche die Möglichkeit bot, das Objekt als anwesend zu halluzinieren) beruhigend wirkt.

Das Kind muss also angesichts eines ignoranten Primärobjekts libidinöse Besetzungsquanten von der Person auf deren Gaben abwehrend verschieben. Ich möchte diese, zu den frühen intersubjektiv-intrasubjektiven Abwehren gehörende Verschiebung »donal« nennen (von lat. »donum« = die Gabe). Sie ist das die anaklitische Überlassung und die Regression zum beruhigenden Ort ergänzende dritte Abwehrelement. Diese Trias bildet die Grundlage des zur Sucht führenden Abwehrsystems. Sowohl die donale Verschiebung als auch die Regression zum beruhigenden Objekt halten bestimmte apersonale Aspekte mütterlicher, elterlicher Zuwendung und Präsenz fest. Die Gabe hat die Eigenschaft, von der Präsenz des Objekts faktisch ablösbar zu sein. Sie ist in der Repräsentation des Kindes ein vom Objekt ablösbarer, die Abwesenheit und/oder Abgewandtheit des Gesamtobjekts überbrückender Teil, der die Konstanz der Bindung garantiert, bzw. – noch konkretistischer – der festhaltbare Teil des Objekts, der das ganze Objekt tendenziell ersetzt. Durch diese einseitige Festhaltefunktion unterscheidet sich die Gabe vom Übergangsobjekt, das die Ablösung vom mütterlichen Objekt in Richtung Selbstständigkeit erleichtern soll.

> Herr Keppler berichtete, wie wichtig das Essen und Trinken in seiner Herkunftsfamilie war, auch wenn auf ihn dabei niemand Rücksicht nahm. Die Mahlzeiten beherrschten und strukturierten den Alltag: Auf das Frühstück folgte das zweite Frühstück, folgte das Mittagessen, das immer aus drei Gängen bestand, folgte der Nachmittagskaffee mit Kuchen, folgte das Abendessen. Zum zweiten Frühstück, zum Mittagessen und zum Abendessen tranken die Erwachsenen Bier, abends auch Schnaps. Wer die Wohnung betrat, bekam etwas zu essen angeboten, ebenfalls jeder, der gerade nichts zu tun hatte. Entsprechend waren alle Familienmitglieder übergewichtig.

Auch Damian wurde von der Mutter bzw. den Eltern mit einer imponierenden Überfülle an sachlichen Gaben eingedeckt.

> Die Mutter von Damian erzählte, dass es ihr Ehrgeiz war, dem Sohn von klein an »nur das Beste« zum Essen zu machen und auch in jeder anderen materiellen Hinsicht (Kleidung, Spielzeug etc.) auf hohe Qualität zu achten. Sie war stolz, dass er schnell wuchs und kräftig wurde. Später waren Markenkleidung, der neueste Computer, das neueste Handy und ein opulentes Taschengeld Standard. Die Mutter stand bereit, dem Jungen zu jeder Tageszeit Essen zu machen, wenn er danach verlangte, und auch andere Erledigungen für ihn zu übernehmen. Zugleich nahm sie sich als Person ganz zurück, erwartete keinerlei Dankbarkeit und fühlte sich dabei auch nicht ausgenutzt.

Beide Beispiele zeigen auch, wie innerhalb der Familien an die Stelle emotionaler Bezogenheit materielle Zuwendung getreten ist.

Separationsdruck

Sucht wird als psychische Krankheit in der Regel nicht vor der Pubertät manifest. Sie wird durch die tatsächliche oder drohende

Trennung von den Primärobjekten oder ihren Nachfolgeobjekten ausgelöst.

Ab der Schulzeit bewegt sich ein Mensch unseres Kulturkreises verstärkt außerhalb der Familie und begegnet Menschen, die sich anders verhalten und anderen psychischen Richtlinien folgen als seine Familienmitglieder. Er muss sich in der Schule zurechtfinden, in einer Ausbildung und gegenüber Altersgenossen, die zunehmend von ihm verlangen, dass er selbst äußert, was er will, und sich ohne elterliche Hilfe behaupten kann. Zugleich nimmt er wahr – zum Beispiel anhand der Fächer in der Schule –, dass er über bestimmte Fähigkeiten stärker oder schwächer verfügt, dass er bestimmte Tätigkeiten lieber oder weniger gern vollzieht. Sein Selbstbild wird konturierter. Die körperlich-hormonellen und geistigen Veränderungen der Pubertät und Adoleszenz, die sexuelle Erregbarkeit und ihre Folgen lassen den jungen Menschen sich immer stärker als »anders« und »eigen« erleben und aus der gewohnten und geforderten Rolle in der Familie herausfallen. Die Überlassung an dominante Beziehungsobjekte ist nicht mehr so einfach möglich. Manchmal drängen die Eltern oder Erziehungsberechtigte die Jugendlichen ab einem bestimmten Alter auch zunehmend aus ihrem Schutzbereich heraus.

In dem Zeitraum, in dem die affektive Selbststeuerung einsetzen müsste, in dem eine Individuationsspannung entsteht, wird den Jugendlichen das seit der Kindheit passiv gehaltene Selbst als ein schwaches, wenig realitätsfähiges bewusst. Die durch Bindung und Regression vorher in der Regel erträglich gehaltene Initialverstimmung nimmt nun stark zu. Die auf sich allein gestellten Jugendlichen erleben sich als sozial ungeübt, als selbstunsicher, im Kontakt unwirksam und fühlen sich ohnmächtig und wertlos. Die das Selbst der Kinder und der Jugendlichen partiell oder völlig negierenden Botschaften der Primärobjekte, ihre Ignoranz oder Entwertung, die bis dahin durch die Präsenz der Primärobjekte und die Akzeptanz des Kindes als Familienmitglied in Schach und in der Schwebe gehalten worden waren, sind im Angesicht der Öffentlichkeit das Einzige, was die Jugendlichen über sich selbst erfahren.

Mit der Separation von den familiären Objekten wird nun die Überlassung an sie bzw. die Externalisierung der Verantwortung aufgehoben – die *Introjektion* der negativen Urteile setzt ein. Die

Jugendlichen fangen an, sich für sich selbst zu schämen oder sich gar zu hassen. Affektive Beziehungen zu anderen Menschen, in denen sich ihre negativen Eigenschaften zeigen würden, machen ihnen Angst.

Solche Jugendlichen haben auch nicht gelernt, ihre Leistungen, ihr Können als Ergebnis ihrer eigenen Initiative und ihres eigenen Durchhaltewillens zu begreifen, sondern haben sich immer als Ausführende eines fremden Willens erlebt, weshalb sie keinen Grund haben, an eine Stärke ihres Selbst zu glauben. Hier liegt eine weitere Wurzel des grundsätzlichen Wertlosigkeitsgefühls von schwer Süchtigen, das von einigen psychoanalytischen Autoren bemerkt wurde, denen auffiel, dass Süchtige ihre tatsächlichen Fähigkeiten und Erfolge (die sie trotz ihrer Sucht haben) nicht ihrem Selbst anrechnen und ihren Selbstwert darüber stabilisieren können, sondern diese Aktiva eher für Ergebnisse eines außengesteuerten Funktionierens, einer Maske oder eines falschen Selbst halten (vgl. Tress, 1985, S. 85).

Neben der Wertlosigkeit bzw. dem Schamgefühl als wesentlichem Bestandteil der Initialverstimmung entsteht als Erbe der lange eingeübten Passivität oft ein Gefühl von Resignation und Sinnlosigkeit, nicht selten auch eine narzisstische Wut über die sperrige, nicht handhabbare soziale Realität, über das Ausbleiben positiver Resonanz. Im Hintergrund wächst zudem die alte Trennungsangst wieder an, wegen der das Kind damals die Abwehrtrias der Überlassung, der Regression und der donalen Verschiebung entwickelt hatte. Sie zeigt sich als Angst vor den im Körpergedächtnis eingravierten Gefühlen von undifferenzierter Affektüberschwemmung und Hilflosigkeit, die als traumatische Ohnmacht und Selbstverlust fantasiert werden. Trennung, Abschied und Tod sind nicht zuletzt deshalb zentrale Themen in der Therapie mit Süchtigen, weil Verlusterlebnisse für jemanden, der die Fähigkeit zur Trauer nicht hat, nur quälende affektive Hilflosigkeit reaktualisieren. Wilhelm Burian (1994, S. 54) betont, dass Süchtige in der Adoleszenz einen entscheidenden Schritt der Affektentwicklung nicht tun können, nämlich über die Trennungs- und Enttäuschungskrisen die Fähigkeit zur Trauer auszubilden.

Die Adoleszenz bietet mit ihren veränderten inneren und äußeren Bedingungen – vor allem mit der wesentlich verringerten Angewiesenheit der Jugendlichen auf ihre familiären Bezugsobjekte und deren entsprechend verringerter Macht – grundsätzlich eine zweite Chance für die psychische Strukturierung. Es können neue, weniger funktionalisierende und stärker empathisch bezogene Objekte in das Beziehungsfeld der Jugendlichen treten. Spiegelungserfahrungen können das Selbstbild differenzieren und den Selbstwert stärken. Aneignungsprozesse können die inneren Strukturen haltbar machen. Das Angstniveau kann sinken.

Ist das nicht der Fall oder nur teilweise, dann bleiben Jugendliche mehr oder minder an die ursprünglichen Objekte gebunden oder an Nachfolgeobjekte in Gestalt von Partnern, in Gestalt von Arbeitsplätzen oder in Gestalt von Freunden, Gruppen und Organisationen. Alle diese Nachfolgeobjekte zeichnen sich dadurch aus, dass sie – wie die Primärobjekte – eine sichere Bindung durch fortdauernde Präsenz bieten, dafür aber bestimmte Erwartungen an das Verhalten des abhängigen Menschen haben – sei ein »ordentlicher« Familienvater oder Beamter, ein »cooler«, der jeweiligen Jugendkultur folgender Typ –, allerdings am psychischen Innenleben dieses Menschen wenig Interesse zeigen.

Die Bindung an Nachfolgeobjekte der funktionalisierenden Primärobjekte kann die Separationskrise hinauszögern. Die Sucht bricht dann erst in höherem Alter aus, wenn der funktionalisierende Partner oder Freund sich trennt, wenn die richtunggebende Familie oder Gruppe sich auflöst, wenn der autoritär strukturierte Ausbildungs- oder Arbeitsplatz verloren geht. Spätestens dann sieht sich das passiv-regressive, das »falsche« Selbst des Subjekts der Forderung der Außenwelt nach einer eigenständigen Orientierung und nach affektiver Selbststeuerung ausgesetzt. Es fügt sich dieser Forderung (in gewohnter »falscher« Weise) und kann sich ihr zugleich nicht fügen, weil ihm die psychische Ausstattung dafür fehlt.

Fetischisierung – der vollendende Abwehrschritt

Das Unbewusste des prospektiv Süchtigen findet einen Ausweg aus der Separationskrise durch ein weiteres Abwehrelement: Es findet – oft durch familiäre oder Peergroup-Vorbilder angeregt – ein Mittel, das die Macht besitzt, Affekte von außen zum Positiven zu verändern, sodass man sich seiner Wirkung wie der

Einwirkung der Primärobjekte überlassen kann. Zugleich ist dieses Mittel keine Person, und sein Einsatz kann vom Subjekt selbst gesteuert werden, sodass die Hilfe anderer Menschen bei der Affektsteuerung nicht mehr nötig ist und der Autonomieforderung der Außenwelt Genüge getan wird. Dieses Mittel wird seinerseits zur Selbststeuerung unabdingbar, der betreffende Mensch wird abhängig davon. Sollte er es wieder verlieren, droht entweder erneute Abhängigkeit vom unempathischen Objekt oder die Selbstverurteilung infolge der entwertenden Introjekte. Wie von vielen Therapeutinnen und Therapeuten schon bemerkt wurde, droht bei schwer Süchtigen das stärkste autodestruktive Agieren (Unfälle, Suizide etc.) im Zustand der Suchtmittelabstinenz (vgl. Rost, 2008, S. 77).

Die in der donalen Verschiebung bereits gebahnte Überbesetzung der sachlichen Gabe gegenüber dem unempathischen Objekt wird in der das Objekt abtrennenden Fetischisierung des unbelebten Suchtmittels als viertem Abwehrschritt gesteigert und vollendet. Die Sucht erzeugt als tatsächlich separierende Abwehraktion nicht selten Befreiungsgefühle gegenüber dem uneinfühlsamen tyrannischen Primärobjekt bzw. seinen Nachfolgeobjekten. Die Affektverbesserung, die das Suchtmittel gegenüber der Initialverstimmung bietet, und die Räume für Größen- und Verschmelzungsfantasien, die es eröffnet, knüpfen auch an die als Beruhigung erlebten regressiven Zustände der Kindheit an. Man kann sagen, dass die Abhängigkeit vom fetischisierten affektverändernden Mittel als Abwehrsymptom in verdichteter Form die drei vorausgegangenen Abwehrelemente der (passiven) Überlassung, der Regression zum beruhigenden Ort und der donalen Verschiebung enthält. Das Suchtsymptom enthält die Vorgängerabwehren, löst sie aber nicht ab. Sie bleiben vielmehr in unterschiedlichen Stärken bestehen und bilden zusammen mit dem Suchtsymptom und flankierenden Abwehrmechanismen (etwa der Verleugnung der Erkrankung) die Sucht als strukturelle Störung.

Das Suchtmittel zu finden und zur Steuerung der eigenen Affekte zu benutzen und sich damit unmittelbar objektunabhängig zu machen sowie der durch die negativen Introjekte verstärkten Initialverstimmung Paroli zu bieten ist zunächst eine kreative und aktive Abwehrleistung des Ich. Sie kann zu einer gewissen Stabilisierung führen, die den Anschein einer »problemlosen«

Das **Primärobjekt** wirkt unempathisch **funktionalisierend** auf das Kleinkind ein. ⇨ Das **Selbst** des Kleinkindes gerät in (anaklitische) Trennungsangst und reagiert abwehrend mit …

⇩

1. passiver **Überlassung** (Gefügigkeit, falsches Selbst),
2. **Regression** zum medialen Objekt mit der Möglichkeit narzisst. Verschmelzungs- und Größenfantasien,
3. **donaler Verschiebung**, d.h. Überbesetzung der sachlichen Gabe gegenüber dem persönlichen Objekt.

⇩

Die **soziale Außenwelt** übt (ab der Pubertät) **Separationsdruck** auf das abhängige Selbst aus. ⇨ Das **Selbst** des Jugendlichen/Erwachsenen gerät in die selbstabwertend-ängstlich-wütende **Initialverstimmung** und reagiert abwehrend mit der …

⇙

4. **Fetischisierung eines unbelebten Suchtmittels** als Ersatz für das unbezogene Primärobjekt und seine Gaben; das Suchtmittel wirkt ad hoc und zeitlich begrenzt (grob) affektverändernd; das Selbst kann sich der Wirkung passiv überlassen; das Suchtmittel ermöglicht regressive Fantasien der Vereinigung mit dem medialen Objekt; das Suchtmittel wird selbstgesteuert eingesetzt, ermöglicht eine Separation vom Primärobjekt.

Abb. 2: Die Entwicklung des Abwehrsystems »Sucht«

Persönlichkeit erweckt und von den Betroffenen gern zur generellen Verleugnung ihrer Problematik benutzt wird.

> Zu dem Separationsdruck, in den er in seiner Jugendzeit geriet, und zur Wirkung des Alkohols auf sein Selbstwertgefühl berichtete Herr Keppler, dass seine Mutter, als er 14 Jahre alt war, erneut heiratete und er kurz darauf seinen Halbbruder bekam. Er war dann nicht mehr das einzige Kind. Mit 15 habe die Mutter ihn in eine Lehre als Maurer gezwungen, sodass er »aus dem Weg« war. In dieser Zeit habe er angefangen zu »saufen«.

> Dass er viel Alkohol vertragen habe, sei das Einzige gewesen, womit er den anderen hätte imponieren können. Während des Rausches sei ihm »alles egal« gewesen, insbesondere habe er sich nicht dumm, feige und als der »letzte Versager« gefühlt. Er erinnerte sich an den ersten Rausch in der Kneipe als ein unerwartetes und ihn mit Freude erfüllendes Erleichterungsgefühl. Das Trinken habe ihm darüber hinaus ein Gefühl von Freiheit gegenüber seiner Mutter gegeben, die er gehasst habe, obwohl er sich ihrem Willen überlassen und sogar Sehnsucht nach ihrer Nähe verspürt habe.

Auch Damian helfen die Drogen, sich unabhängig von der Mutter gut und frei zu fühlen:

> Bei Damian hatte die Separation von zu Hause mit dem Wechsel aufs Gymnasium (mit zwölf Jahren) begonnen. Dort erlebte er erstmals, unwissend und hilflos zu sein und nicht bewundert zu werden. Sein überhöhter Selbstwert brach kurzfristig zusammen, er erlebte seine spezielle Initialverstimmung. Er verleugnete seinen Misserfolg, indem er die Beziehung zum schulischen Leistungssystem abbrach und sich seine Bewunderung bei einer Jugendbande holte. Sich der Wirkung von Cannabis und anderen Drogen zu überlassen half ihm, sein manisch-sorgloses Selbstgefühl auch ohne die dauernde Präsenz der Mutter aufrechtzuerhalten.

Bis hierher wurde der idealtypische Entwicklungsablauf zu einer manifesten Sucht im Sinne einer Persönlichkeitsstörung geschildert. Er ist auf der ersten Stufe als eine Dialektik zwischen dem Einwirken der frühen Beziehungsobjekte und den psychischen Schutzbewegungen des unreifen Kindes zu verstehen und auf der zweiten Stufe als Dialektik zwischen den Separationsanforderungen der sozialen Umwelt und der Abwehrantwort eines zu affektiver Autonomie unfähigen Menschen. Ein Mensch, der die erste Stufe mit dem Ergebnis einer passiv-abhängigen, zu regressiven Rückzügen und zur Vermeidung affektiver Beziehungen neigenden Persönlichkeitsstruktur durchlaufen hat, muss nicht notwendigerweise auch den Entwicklungsschritt zur Ausbildung einer manifesten Sucht machen. Vielmehr besteht die Möglichkeit, dass er die zu seiner Persönlichkeit passenden Beziehungspartner und Berufsumstände findet, ein sozial angepasstes Leben führt und seine Initialverstimmung gering bleibt. Allerdings kann ein Wechsel der Lebensumstände die Initialverstimmung bzw. den Leidensdruck dieses Menschen so weit ansteigen lassen, dass eine manifeste Sucht zumindest zeitweise ausgelöst wird.

Ausgelöste oder reaktive Sucht

Sogenannte Konflikttrinker (früher »Quartals- oder Gelegenheitstrinker« genannt) können mit kleinen, »konventionellen« negativen Affekten längere Zeit umgehen. Sie haben eine weitgehend haltbare frühgestörte Charakterstruktur entwickelt, die sie durch den Alltag trägt. Die meisten verhalten sich auch beim Suchtmittelkonsum unauffällig. Bei bestimmten, stark mit negativen Affekten wie Wut, Angst, Hilflosigkeit oder psychischem Schmerz besetzten Ereignissen verlieren sie ihre alltägliche Fassung. Ein Streit mit dem Ehepartner oder die Erinnerung an einen ambivalent erlebten Verlust lassen sie dekompensieren und alternativ eine manifeste Sucht entwickeln. Nach einer Zeit berauschten »Ausrastens« oder »Wegschwimmens«, das eine Ventilfunktion für angestaute negative Emotionen darstellen kann oder der Beruhigung dient, können sich diese Menschen wieder beherrschen und in ihren Alltag zurückkehren.

Das Wissen um die Möglichkeit einer rapiden Suchtentwicklung hilft beim alltäglichen Funktionieren: Wenn etwas »zu schlimm« wird, kann man jederzeit auf den Rausch oder die Betäubung zurückgreifen. Zu den Auslösern einer solchen zeitweisen Sucht kann auch das Erleben eines Traumas gehören. Dann spricht man von einer »reaktiven Sucht«. Eine reaktive Sucht kann aber nicht nur bei einer im oben geschilderten Sinne für Sucht prädisponierten Persönlichkeitsstruktur auftreten, sondern auch bei neurotischen oder gewöhnlich für »stabil« gehaltenen Charakterstrukturen. Dann gehört sie zu den symptomatischen Süchten, die eine begrenzte Funktion im Gesamtabwehrgefüge eines Menschen erfüllen: Die traumatisierten Menschen haben bedrohliche Situationen erlitten, die ihre individuellen Bewältigungsmöglichkeiten überstiegen (Unfälle, Verluste, Angriffe; vgl. Riedesser et al., 1998, S. 79–90), und sind mit Gefühlen von großer Verzweiflung, Angst, Wut und Schmerz allein geblieben. Ihre psychische Autonomie wurde durch übergroße Affektquanten zerschlagen, und zugleich waren keine zugewandten Objekte anwesend, die einen ausgleichenden Halt oder Schutz hätten bieten können.

Die Funktion eines Suchtmittels für die alleingelassenen Traumatisierten ist klar: Es soll auf der einen Seite die unaushaltbaren Gefühle betäuben, überspielen oder dissoziieren und ein Ersatz für menschlichen Beistand sein. Auf der anderen Seite soll es den Menschen das Gefühl geben, niemanden zu brauchen, alles selbst im Griff zu haben, also Hilflosigkeit und Autonomieverlust zu verleugnen (vgl. Voigtel, 2001a, S. 221–227). Therapeuten, die Patienten mit einem Posttraumatischen Belastungssyndrom behandeln, sprechen von einem »suchtkompensatorischen Verlaufstyp«: »Die Patienten bekämpfen Intrusionen und Übererregungssymptome häufig durch psychotrope Substanzen im Sinne einer Selbstmedikation« (Bering et al., 2008, S. 193–195).

Glücks- und Computerspiele

Die unbezogenen Objekte, die bei der *Glücksspielsucht* oder »Hasardsucht« süchtig benutzt und überwertig (fetischistisch) begehrt werden, sind Geldspielautomaten, Würfel, Karten und Roulettetische. Es können im Falle des Wettens aber auch organisierte Pferde- oder Hunderennen sein, Fußballspiele und andere kompetitive Sportereignisse, ebenso Wirtschaftsereignisse, auf die an der Börse spekuliert werden kann. Die unbelebten Suchtobjekte sind »Zufallsgeneratoren«, also Hervorbringer oder Organisatoren einer beschränkten Anzahl von definierten zufälligen Ereignissen. Das einfachste Beispiel eines solchen Zufallsgenerators ist der Würfel, der mit seiner geometrischen Form sechs verschiedene Ereignisse ermöglicht. Komplexere Generatoren sind das Rouletterad mit seinen 37 Fächern zusammen mit dem Roulettetisch und den verschiedenen Zahlengruppen (Rot und Schwarz, Gerade und Ungerade und andere), auf die gesetzt werden kann, oder die Anlage einer Rennbahn mit Wettschalter, die es gestattet, dass beispielsweise von acht etwa gleich starken Pferden drei mit der besten Tagesform in einer (nicht voraussagbaren) Reihenfolge ins Ziel einlaufen und in verschiedener Weise darauf gesetzt werden kann.

Charakteristisch für diese Generatoren ist, dass sie den Zufall, das nicht exakt vorhersehbare Ereignis, organisieren und sich der gezielten Einwirkung durch ihren Benutzer entziehen, auf diesen den Eindruck der »Hand des Schicksals« machen. Bei vielen Glücksspielen ist es zwar möglich, zu »rechnen«, das heißt systematisch gemäß Wahrscheinlichkeiten zu spielen, das ist aber nicht die Art, die der süchtige Spieler bevorzugt.

Die Affekte, die von den süchtigen Glücksspielern gesucht werden, sind solche der intensiven Spannung, wenn hohe, potenziell lebensverändernde Gewinne winken oder eben Verluste drohen. Das konzentrierte passive Spannungsgefühl kann – ähnlich wie bei Aufputschmitteln – zeitweise alle anderen Affekte, insbesondere solche der Depression oder des Selbstzweifels, überdecken oder außer Kraft setzen. Der Süchtige liefert sich dem zufälligen, sachlichen Wirken der Spielmittel willenlos aus. Er begibt sich dabei in die Atmosphäre eines Kasinos, eines Spielsalons oder einer Rennbahn, die ihn bezüglich seiner zwischenmenschlichen Probleme »draußen« beruhigend umfängt. Sowohl die Möglichkeit hoher Gewinne als auch der »Mut«, sich dem Risiko des Verlusts auszusetzen, eröffnen den Raum für narzisstische Größen- und Allmachtsfantasien.

Der Süchtige steht unter dem Zwang, die Glücksspielsituation immer wieder aufzusuchen. Das Glücksspiel ist sein Mittel, um unerträgliche Affektlagen unabhängig von einem dominierenden menschlichen Objekt in eigener Regie zu verbessern. Wenn er gehindert wird, dem Hasard zu frönen, kann er psychosomatische Entzugserscheinungen entwickeln. Nach einer Phase intensiven Spielens erleben viele süchtige Spieler einen depressiven Einbruch bzw. einen »Kater«. Die Spielmittel stellen auch Reminiszenzen an bestimmte Spielsachen der Kindheit dar, die zu den elterlichen Gaben gehörten (»donale Verschiebung«).

Man sieht, dass hier sämtliche Kriterien nicht nur für eine symptomatische, sondern auch für eine persönlichkeitsgestörte Sucht erfüllt sind. Ausschlaggebend ist, dass das Glücksspiel größtenteils mit Passivität des Selbst einhergeht: Je mehr gezielte Aktivität, Siegeswillen, Antizipation und Geschicklichkeit, also Ich-Fähigkeiten »ins Spiel« kommen, je geringer der Zufallsfaktor ist, desto mehr wird das Spiel zu einem Kampf, in dem sich das Selbst behaupten und nicht anderem überlassen will. Skat, Schach oder Billard sind also weniger geeignet, süchtig gebraucht zu werden, auch wenn der Fanatismus mancher Spieler befremdet und nach Erklärungen verlangt.

Computerspiele sind oft differenziert aufgebaut und erfordern vom Spieler eine gewisse Anstrengung des Verstandes, das Erlernen sowie eine schnelle Auffassungsgabe und Reaktionsfähigkeit während des Spiels. All das sind Ich-Fähigkeiten. Diese zu benutzen, möglicherweise noch in Kooperation oder Wettkampf mit Mitspielern, stellt eine aktive Selbstbetätigung dar und keine Passivierung des Selbst wie bei der Sucht. Die Spiele über das Internet können zudem einen (wenn auch eingeschränkten) Kontakt zu anderen Menschen herstellen und dienen nicht von vornherein der Vermeidung des Kontakts.

Allerdings können Computerspiele, nicht anders als Glücksspiele, süchtig gebraucht werden. Sie haben durch die intensiven Stellvertreter-(Avatar-)Erlebnisse, die sie bieten, mit den dazugehörigen Spannungs- und Triumphaffekten das Potenzial, Unglücksgefühle des realen sozialen Lebens zu überspielen und zu verleugnen. Sie bieten eine beruhigende Spielwelt, in die der Benutzer »eintauchen« kann. Verschmelzungs- und Größenfantasien werden unterstützt. Einmal in die Spielwelt eingetaucht und mit ihr vertraut, kann sich der Benutzer den vorgegebenen Regeln und bekannten Abläufen einschließlich den erwartbaren Affekten passiv überlassen. Er muss seine Vorstellungskraft (anders als beim Lesen) nicht sehr bemühen, da Bilder und Abläufe geliefert werden und die innere Gefühls- und Gedankenwelt der Protagonisten kaum eine Rolle spielt. Die weitgehend automatisierte oberflächliche Spielwelt, das Programm, wird zum unbelebten Objekt, von dem der »User« abhängig wird und das ihn zugleich von seinen Primärobjekten separiert.

Auch hier knüpfen Apparat und Spielprogramme an die bunten und interessanten Spielsachen an, die einmal von den Eltern zur Verfügung gestellt worden waren. Meist ist der Computer des Jugendlichen selbst noch ein Geschenk der Eltern. Der typische »Cyberworld-Junkie« ist ein (männlicher) Jugendlicher, der sich in seiner altersentsprechenden Realwelt nicht behaupten kann, seine Gefühle nicht kennt, sondern lediglich eine diffuse Angst und Selbstzweifel als Initialverstimmung verspürt und sich in sein Zimmer zu seinen »spannenden« Computerspielen zurückzieht und nur noch minimal an der realen Welt teilnehmen will.

Die Psychotherapie süchtiger Menschen

Indikation und Diagnosestellung

Nicht anders als bei anderen Patienten, die eine Psychotherapie aufsuchen, steht bei Suchtpatienten am Anfang der Behandlung eine Beurteilung ihres Leidensdrucks und ihrer Motivation sowie ihrer Fähigkeit, sich an bestimmte Rahmenbedingungen der Therapie zu halten. Im Falle der ambulanten Therapie geht es dabei primär um die Fähigkeit, zuverlässig und nüchtern zu den Sitzungen zu erscheinen. Das schließt bereits bestimmte schwere Fälle von Sucht, bei denen die Personen unberauscht keine Stunde ihres Lebens mehr existieren können oder wollen oder aber die schon zu »verwahrlost« sind, um regelmäßige Termine wahrnehmen und bestimmte Formalitäten ausführen zu können, aus der Behandlung aus. Darin unterscheiden sie sich nicht von schweren Fällen von Depression, Angst oder Zwang, die zu gelähmt, ängstlich oder mit der Ausführung ihrer Zwangshandlungen beschäftigt sind, um aus dem Bett oder aus dem Haus und zur Therapie zu kommen. Diese müssen unter Umständen zunächst aufsuchend, stationär und medikamentös behandelt werden.

Auch die Frage von Leidensdruck und Motivation erledigt sich für bestimmte Fälle von schwerer Sucht insofern, als diese Menschen eben nicht therapiert werden wollen, sondern eigentlich nur einen einigermaßen leidlosen Zustand im Rausch anstreben. Eine Indikationsfrage bei schweren Alkoholikern ist die, »ob die notwendige [libidinöse] Zufuhr noch von einem Objekt verlangt wird [...] oder ob der Alkohol selbst bereits zu dieser Zufuhr geworden ist und das Interesse an ihm jedes andere objektgerichtete Interesse ersetzt hat« (Fenichel, 1945, S. 264). Auch diese Süchtigen unterscheiden sich nicht von anderen Kranken, die einen zu hohen Gewinn von ihrer Krankheit im Verhältnis zu ihrem psychischen Leiden haben – man denke an projektiv Abwehrende, deren Schuldzuweisung an die Außenwelt sie vor Selbstzweifeln bewahrt. Gleiches gilt für den sekundären Krankheitsgewinn, wenn die Sucht dazu führt, dass dem Betroffenen von den Arbeitskollegen oder dem Ehepartner alle Verantwortlichkeiten abgenommen werden (ein Verhalten, das auch als »Koabhängigkeit« bezeichnet wird), er es sich darin »gemütlich« machen kann und keinen Anlass hat, den Zustand ändern zu wollen.

Jenseits der schwersten Fälle gibt es all jene Suchtkranke, die behandlungsfähig sind. Von diesen Personen aber über das pünktliche und nüchterne Erscheinen hinaus als zusätzliche Eingangsbedingung eine komplette Suchtmittelabstinenz zu verlangen (womöglich eine Entziehungs- und Entwöhnungskur und anschließende einjährige Abstinenz nachzuweisen), wie es die Richtlinien der Krankenkassen nahelegen, ist so, als verlange man vom Zwangskranken, er solle seine Zwangshandlungen erst einmal loswerden, bevor man ihn behandeln könne. Das *Symptom* der psychischen Krankheit wird künstlich und äußerlich von der *Krankheit* abgespalten und vom Patienten genau jener Verzicht verlangt, den er aus unbewussten Gründen nicht leisten kann. Er wird dadurch dahin gedrängt, mit einer zusätzlichen Anstrengung seine gewachsene süchtige Abwehr noch einmal (etwa per zwanghafter Kontrolle) abzuwehren und damit unkenntlich zu machen. Ein solches Vorgehen verstößt gegen jene Bedingung psychoanalytischer und tiefenpsychologischer Behandlung, die Krankheit als solche erscheinen zu lassen, um sie verstehen zu können, und ist kontraproduktiv. In den meisten Fällen hält dieses falsche Arrangement auch nicht lange und es kommt während der Therapie zu »Rückfällen«.

Bei der Erstellung der Diagnose »Sucht« kann es zunächst darum gehen, einen hauptsächlich aus Gewohnheit, aus Reizneugier oder aus Gruppenzwang resultierenden risikohaften Suchtmittelgebrauch, also den »Missbrauch«, von einer zwanghaften Affektmanipulation per Suchtmittelwirkung zu unterscheiden. Eine erste diagnostische Orientierung kann die Frage nach dem Ausmaß des regelmäßigen Suchtmittelgebrauchs bringen (jeden Abend fünf Flaschen Bier sollten zu denken geben) und die nach dem Raum und der Wichtigkeit, die das Suchtmittel im Leben des

Patienten einnimmt. Auch die Frage nach dem Zusammenhang mit der sogenannten Auslösesituation kann nützlich sein bzw. die Frage, ob der Suchtmittelgebrauch in Belastungssituationen eher steigt oder fällt. Sollte er fallen, wäre das ein Hinweis, dass bei schwierigen Affektlagen »der Spaß aufhört« und die Psyche des Betreffenden sich der Bewältigung zuwendet und nicht in süchtiger Verleugnung versinken muss.

Wenn man sich relativ sicher ist, einen Patienten mit einer Sucht vor sich zu haben, geht es darum, zwischen einer Symptomatik im Rahmen einer anderen Psychodynamik und einer zentralen bzw. das Leben des Betroffenen beherrschenden Symptomatik zu unterscheiden. Die in den vorhergehenden Kapiteln getroffenen Unterscheidungen zwischen symptomatischer und struktureller (persönlichkeitsgestörter) Sucht und die entsprechenden Fallbeispiele sollten bei der differenzialdiagnostischen Einschätzung helfen. Wichtig ist, genau nach der *Funktion* zu forschen, die das Suchtsymptom im Rahmen der psychischen Gesamtproblematik hat.

Ein Suchtsymptom im Rahmen einer hysterischen, einer Angst- oder Zwangsneurose oder einer posttraumatischen Störung zu erkennen und gegen eine süchtige Persönlichkeitsstörung abzugrenzen ist nicht allzu schwierig. Schwieriger kann es bei einem Suchtsymptom im Kontext einer depressiven Neurose, einer narzisstischen Persönlichkeitsstörung oder einer Borderlinestörung werden, weil hier schon von den Definitionen der psychischen Krankheiten her Ähnlichkeiten und Überschneidungen mit einer strukturellen Sucht vorliegen und es bei den empirischen Fällen immer zu Komorbiditäten und verwirrenden Abwehrerscheinungen kommen kann. Daher folgen nun für diese drei Krankheiten grob skizzierte, idealtypische Psychodynamiken mit einigen Hinweisen zur Abgrenzung.

Differenzialdiagnose der symptomatischen versus der strukturellen Sucht

Bei der *depressiven Neurose* kreist die Kerndynamik um eine als Kind erlittene Abwertung des Selbst durch die wichtigen Bezugsobjekte, die Introjektion dieser Abwertung ins Über-Ich (»Ich bin nichts wert«) und ihre Wendung gegen die eigene spontane Vitalität oder aggressive Triebhaftigkeit, was subjektiv als vitale Einengung oder Freudlosigkeit empfunden wird. Die primäre Abwehr der Introjektion wird oft noch durch Abwehrmechanismen wie eine antidepressive Anstrengung, eine altruistische Abtretung, die Anklammerung an »grandiose« Objekte oder eben durch den Suchtmittelgebrauch flankiert (das Fallbeispiel dafür war Frau Sommer).

Ein klarer Unterschied zur süchtigen Persönlichkeitsstörung besteht im Vorhandensein einer Palette von annähernd gleichwertigen Abwehrmechanismen, in welche die Sucht sich einreiht. Was den negativen Selbstwert als Initialverstimmung betrifft, besteht eine Ähnlichkeit. Allerdings wird der negative Selbstwert in der depressiven Neurose »reifer« verarbeitet. Die erlebte Abwertung durch das Objekt ist hier immerhin mit so viel Liebe gemischt, dass sie »erträglicher« wird, ins Über-Ich introjiziert werden kann und dem Subjekt die Möglichkeit gibt, mit ihr zu leben (sie etwa masochistisch umzuinterpretieren, mit einem hohen Ich-Ideal-Anspruch zu überlagern oder in Richtung Demut und Bescheidenheit zu sublimieren). Sie ist somit ich-synton und gehört zur Identität.

Bei der süchtigen Persönlichkeitsstörung dagegen wird die introjizierte Abwertung durch das Objekt nicht ich-synton (wenngleich auch nicht ich-dyston) verarbeitet, was ja hieße, sie in die eigene Verantwortung zu übernehmen. Herr Lutz schilderte in den Anamnesegesprächen die »Stimme«, die ihn aufforderte, sich umzubringen, und ihm seine Schwäche und Wertlosigkeit vorwarf, als aus ihm selbst kommend und als etwas, »dem ich wohl [!] glauben muss«. Ein Rest Unglauben bestand also. Im weiteren Verlauf sprach er davon, dass »etwas« in ihm ihn für schlecht halte, und noch später meinte er, er habe eigentlich immer gewusst, dass er nicht einfach wertlos sei und durchaus stark sein könne. Man könnte von einem nicht integrierten oder vorläufig negativen Introjekt sprechen.

Bei Herrn Keppler war von Anfang an deutlich, dass seine negative Selbstbewertung nachließ, sobald er sich von einem wichtigen Objekt angenommen fühlte. Er äußerte schon während der Probatorik, dass er bei mir in der Therapie bleiben wolle, weil er spüre, dass ich »auf seiner Seite« stehe. Es war klar, dass er sich

»okay« fühlte, solange ich ihn so wahrnahm. Das wäre bei einer neurotischen Depression nicht möglich. Der Süchtige ist nicht zur akzeptierenden Verarbeitung des negativen Introjekts fähig wie der Depressive, sondern erlebt es als vernichtend, als Zwang zur totalen Selbstablehnung (mit entsprechenden suizidalen Impulsen) und wehrt es entweder durch den Suchtmittelgebrauch (progressiv) ab oder (regressiv) dadurch, dass er sich in die Abhängigkeit eines dominanten Objekts begibt, bei dem er die Verantwortung für seine Selbstbewertung deponiert.

Auch bei der *narzisstischen Persönlichkeitsstörung* bildet, ähnlich wie bei der depressiven Neurose, eine erlittene Abwertung des Selbst durch das frühe Objekt den Ausgangspunkt der psychischen Dynamik. Die Besonderheit dieser Abwertung ist, dass sie dem Kind, ähnlich wie bei der süchtigen Persönlichkeitsstörung, durch das affektive Desinteresse des Objekts vermittelt wird. Das Kind reagiert auf die verweigerte Spiegelung aber, anders als bei der Sucht, mit narzisstischer Kränkung und Wut – zwei Affekte, die Herrn Nordheim, dem Unternehmer, auch heute noch in permanenter Latenz anzumerken sind. Die Wut liefert Energie, und das Objekt lässt sich doch noch durch forcierte Eigenschaften wie Charme, Mut, Einfallsreichtum, Fleiß oder Ähnliches beeindrucken, sodass das Kind die Ablehnung nicht, wie bei der Depression, introjiziert, sondern aktiv verleugnend bekämpfen kann. Es entwickelt ein an der Beeindruckbarkeit der Objekte orientiertes einseitiges Selbst bzw. frühes Rollenverhalten, das durch Größenfantasien gestützt wird (da es dem Kind aus seiner Sicht ja gelingt, das Objekt zur interessierten Zuwendung zu zwingen).

Beim narzisstischen Erwachsenen resultiert aus dem frühen Erfolg, das Desinteresse des Objekts gelegentlich zu überwinden, eine lebensbestimmende Anstrengung, den Objekten und über deren Zuwendung sich selbst den eigenen Wert zu beweisen – eine tätige Abwehr zur Verleugnung der Wertlosigkeit und der damit verbundenen Affekte von Kränkung und Wut. Der narzisstisch gestörte Mensch richtet seine Energie auf die Tätigkeiten, welche die für ihn wichtigen Objekte zur Bewunderung bewegen können, und versäumt es daher, herauszufinden, was seine eigenen Begabungen und Interessen sind, die ihm ein Stück autarke Funktions- und Bewirkungslust verschaffen könnten. Bei dieser Fremdorientierung besteht eine gewisse Ähnlichkeit zur passiven

Überlassung an Außenanforderungen, die der strukturell Süchtige praktiziert. Suchtmittel sollen für den narzisstisch Gestörten ein Gegengewicht zu seiner permanenten Erfolgsanstrengung bilden, ihm eine gewisse Entspannung ermöglichen (das ist die Variante mit Alkohol oder Opiaten) oder auch bei gelegentlichen Verunsicherungen Überlegenheits- oder Triumphaffekte ermöglichen (das ist die Variante mit Kokain, Speed, Crystal Meth oder Glücksspiel).

Sobald die narzisstische Abwehrorganisation durch Misserfolge, Schicksalsschläge oder bestimmte Lebensentwicklungen stärker irritiert wird, werden die Kränkungs- und Wutaffekte wieder virulent, und das erlebte und vorbewusst repräsentierte Desinteresse des frühen Objekts taucht als unerträgliches Leere- und Wertlosigkeitsgefühl wieder auf, dem gegenüber Hilflosigkeit besteht. Diese spezifisch narzisstische Initialverstimmung kann dann durch intensive Stimulationen jeglicher Art kurzfristig beruhigt werden, zu denen auch rauschhafter Suchtmittelgebrauch gehören kann (vgl. Kohut, 1975).

Bei einem anhaltenden Zusammenbruch der aktiven narzisstischen Abwehrorganisation wird das Suchtsymptom dominant. Die Initialverstimmung kann nur noch passiv abgewehrt werden, die bis dahin abgewehrte und in der Latenz gehaltene strukturelle Sucht wird manifest. Vor ihrem Zusammenbruch zeichneten sich die narzisstisch gestörten Personen durch eine starke, oft mit Wut unterlegte, Zuwendung fordernde Selbstaktivität aus im Gegensatz zur passiv-überlassenden Haltung der strukturell Süchtigen. Nach dem Zusammenbruch zeigt sich, dass die Sucht als regressives Abwehrsystem im Hintergrund der Psyche von Anfang an, quasi als schattenhafter Gegenspieler der narzisstischen Aktivität, bereitstand.

Bei Patientinnen und Patienten mit einer *Borderlinestörung* steht am Anfang ein vom Kind als intensiv wahrgenommenes Interesse des Objekts am Kind, das in eine bestimmte Haltung hineingezwungen werden soll. Sollte sich das Kind verweigern, droht (aus seiner Sicht) eine Todesstrafe wie Verlassen- oder Misshandeltwerden. Borderliner sind in einer »abgrenzungsverunmöglichenden Daueratmosphäre« aufgewachsen, in der sie unter einer »spezifischen Form der Todesangst« gelitten haben (Reinert, 2003, S. 210; siehe die gewaltsame Bevormundung und das abrupte Verlassenwerden durch die Mutter bei Frau Groß oder die permanente Bedrohungsatmosphäre bei Frau Beier). Erwachsene Borderliner fühlen sich daher immer in einer engen und bedrohlichen Abhängigkeit und versuchen, ihre Objekte zu kontrollieren (etwa durch Manipulation und Unterstellung bzw. »projektive Identifizierung«) und ihre eigenen heftigen Gefühle von Liebessehnsucht, Angst und Wut zu kontrollieren (durch Eindeutigkeit erzeugende Spaltungen, Körpermanipulationen, Suchtmittelgebrauch oder auch sozialen Rückzug).

Die frühen Objekte wirken also, wie bei der süchtigen Persönlichkeitsstörung, unempathisch und funktionalisierend auf das Kind ein, aber im Rahmen einer intensiv bedrohlichen Machtbeziehung, auf die das Kind abwehrend mit ähnlich intensiven Beziehungsmanövern antwortet. Bei der strukturellen Sucht dagegen ist eine mit Gleichgültigkeit (bzw. Ablehnung) hinterlegte funktionalisierende Haltung der Objekte charakteristisch, auf die das Kind mit passiver Überlassung reagiert. Eine strukturell süchtige Patientin wird also im probatorischen Gespräch kaum die mit aggressiver und ängstlicher Spannung geladene Atmosphäre erzeugen können, die eine Borderlinepatientin erzeugen kann. Der Suchtmittelgebrauch hat bei einer Borderlinepatientin die Funktion, übermäßige Affekte zu kontrollieren, und steht im Dienst eines sich angestrengt verteidigenden, aktiven Selbst, während das Suchtmittel dem schwachen, resignierten Selbst einer strukturell süchtigen Patientin einen Ersatz für ein (desinteressiertes) Objekt sowie eine notdürftige Autarkie bieten soll.

Psychotherapie der symptomatischen Sucht

Alle Patientinnen und Patienten, die mit einer ausgeprägten Sucht in die Behandlung kommen, werten ihre Sucht als negativ: »Ich weiß, dass Trinken/Rauchen/Kiffen schädlich ist, aber ich bin so schwach/inkonsequent/unvernünftig/dumm: Ich kann nicht anders.« Sie gehen in ihrer Anfangsübertragung davon aus, dass der Therapeut oder die Therapeutin die Sucht ebenfalls für unvernünftig hält und von ihnen erwartet, dass sie im Lauf der Therapie »zur Vernunft kommen« und vom süchtigen Verhalten ablassen. Damit übertragen die Patienten ein an ihrer inneren Affekt- und

Gedankenlage nicht interessiertes, unempathisches oder ihr subjektives Empfinden verachtendes Objekt, das sie lediglich gemäß einer gemeinhin geteilten Vernunft oder Moral auf ein bestimmtes Ziel hin behandeln will. Die große Mehrzahl therapiewilliger oder per Gerichtsbeschluss oder Ähnliches zur Therapie gezwungener Suchtpatienten bevorzugt daher Verhaltenstherapeuten und verhaltenstherapeutische Kliniken, bei denen sie davon ausgehen, dass Gefühle und Beziehungen keine Rolle spielen, sondern nur eingesehen, umgelernt und geübt werden muss.

Gerade bei therapiewilligen neurotischen Patienten, die sich in vielerlei Hinsicht dem Therapeuten schnell anvertrauen, wirkt das Suchtsymptom oft aus der Einfühlungserwartung wie ausgestanzt – als hätten sie die allgemeine Verachtung und Ignoranz in ihr Über-Ich übernommen und übertrügen sie von da auf den Therapeuten: »Wir sind uns einig: Über Schmutz muss nicht nachgedacht werden, der muss nur weg.«

Dieser Anfangsübertragung entspricht oft eine Anfangsgegenübertragung, in der die Sucht als uneinfühlbar, als ein unreifes, unangepasstes Relikt klassifiziert und aus der tiefenpsychologischen oder psychoanalytischen Behandlung ausgeschlossen wird: »Ich spreche über alles mit Ihnen, aber Ihr Nikotinproblem kann hier nicht behandelt werden.« Oder: »Kommen Sie wieder, wenn Sie eine Entwöhnungskur gemacht haben!« Die negative Gegenübertragung kann auch dazu führen, dass versucht wird, dem Patienten die Schädlichkeit und Unvernunft seines Tuns, die Autodestruktivität oder das Wirken des destruktiven Introjekts »erst richtig bewusst« zu machen, und zwar in der Hoffnung, dass sich sein »gesunder Anteil« zur Wehr setzen wird. Aber das sind oberflächliche, appellative Erziehungsversuche. Das nämlich weiß der Patient schon alles. Psychoanalytisch kommt es darauf an, ihm mit dem weiterzuhelfen, was er nicht weiß, was unbewusst ist. Für Therapeutin oder Therapeut kann es am Anfang eine wirkungsvolle Haltung sein, die Übertragung des Patienten, dass man die Sucht als etwas ausschließlich Schädliches sehe und abschaffen wolle, zu benutzen, um das Symptom genauer anzuschauen und seine psychische Funktion zu erkunden.

Beispielsweise kann man gemeinsam herausfinden, dass der Suchtmittelgebrauch bestimmte Affekte von Sehnsucht, Unzufriedenheit, Leid oder auch Zorn ermöglicht und auch zeigt, welchen

Objekten diese Affekte gelten. Man kann sich fragen, warum diese Gefühle im nüchternen Leben nicht gelebt und gezeigt werden können, was ihnen entgegensteht. Man wird feststellen, dass die Sucht zeitweilig aus einer unerträglichen depressiven Verstimmung heraushilft und möglicherweise die Gefahr von Suizidalität in Schach hält. Man kann gemeinsam verstehen, dass im Rausch bestimmte Reminiszenzen an positive frühe Objekterfahrungen enthalten sind. Die Notwendigkeit des Suchtsymptoms zur Rettung unerlaubter, aber für das Selbst wichtiger Gefühle kann vielleicht herausgearbeitet werden, und die Kreativität des eigenen Unbewussten beim Finden eines Weges aus dem Unaushaltbaren könnte gewürdigt werden.

So kann peu à peu eine Umwertung des Suchtsymptoms in die Wege geleitet werden und die vorwiegend negative Übertragung auf die Therapeuten als verachtende Erzieher kann sich in die wohlwollend Interessierter verändern. Irgendwann wird es günstigenfalls so weit sein, dass der Patient die positiven Funktionen des süchtigen Abwehrsystems akzeptiert und nach Möglichkeiten Ausschau hält, sie auf weniger schädliche Weise zu erfüllen.

Der Alkohol als Retter – »ein seltsamer Gesichtspunkt«

In der Anfangsphase ihrer Therapie erschien Frau Sommer immer sehr erschöpft zu den Sitzungen und berichtete von ihrem anstrengenden Alltag mit einem Vollzeitberuf inklusive wechselnder Arbeitszeiten, zwei Kindern, die teilweise »schwierig« waren, Auseinandersetzungen mit dem geschiedenen Mann, bei denen es um die Höhe der Unterhaltszahlungen ging und um die Zeiten, in denen er sich um die Kinder kümmern sollte, um eine Weiterbildung, die sie an Wochenenden und an bestimmten Abenden in der Woche betrieb, um Einladungen von wohlhabenden Freundinnen, bei denen sie sich Gedanken machte, was sie anziehen und welches Gastgeschenk sie mitbringen sollte, um Essen, die sie veranstaltete und bei denen sie sich um jedes Detail Sorgen machte. Wichtig war auch die Mutter, die in der Nachbarschaft lebte und Aufmerksamkeit forderte.

Frau Sommer berichtete das immer in einem nüchternen Ton, ohne zu klagen, und ich äußerte mich verwundert über alle diese Menschen und Vorgänge, die sie handhabte, und fragte, wann es denn Pausen gebe und ob sie auch etwas für sich selbst tun könne. Darauf reagierte sie mitunter leicht mokant: Was ich denn, bequem in meinem Sessel sitzend, für Vorstellungen vom Leben da draußen hätte.

In dieser Zeit berichtete sie in verschiedenen Sitzungen von zwei Träumen:

Im ersten Traum ging sie (als Erwachsene) durch das Mietshaus, in dem sie in ihrer Kindheit gelebt hatte, hinunter in den Keller. In dem Verschlag, der der Familie gehörte, saß auf einem Berg Kohlen eine magere, räudige Katze und sah sie an. Der Traum erinnerte sie an die ärmlichen Verhältnisse, unter denen sie aufgewachsen war, in denen tatsächlich noch mit Kohlen geheizt wurde. Ihre Assoziationen führten sie zu ihrem geizigen Vater, der auf seinem Geld saß und nichts herausgab (in der Übertragung auch: der zurückhaltende Analytiker in seinem Sessel), sodass unter anderem am Essen gespart wurde und die Kinder kaum je Süßigkeiten bekamen. In der verhungerten Katze erkannte sie sich selbst mit einem Gefühl wieder, das sie – vor allem als Jugendliche – gehabt habe: zu kurz zu kommen und irgendwie aus der Familie ausgeschlossen zu sein.

Im zweiten Traum war sie die (erwachsene) Tochter einer berühmten Inuit-Häuptlingsfrau, stand auf einem Hundeschlitten und lenkte diesen mit Peitsche und Geschrei durch eine Eiswüste, in der es weit und breit keine menschliche Siedlung gab. Sie strengte sich sehr an, die Hunde zu dirigieren, was ihr kaum gelang, da die Tiere in verschiedene Richtungen zogen. Wir interpretierten den Traum als Bild für ihren anstrengenden Alltag, in dem sie alles, einschließlich sich selbst, »im Griff« haben musste, in dem es für sie selbst wenig Wärme gab und bei dem die Gefahr bestand, zu scheitern. Im Hintergrund gab es auch die Bedeutung, dass sie durch eigene widersprüchliche Strebungen hin und her gerissen wurde.

Über die Häuptlingsfrau kamen wir auf ihre Mutter zu sprechen, die ihrerseits ein sehr schweres Leben gehabt und dies klaglos ertragen habe. Das habe sie als Botschaft an ihre Tochter auch weitergegeben: Man müsse sich anstrengen und unterordnen, das sei normal. Mehr zu wollen sei arrogant. Frau Sommer meinte, wenn sie sich ein schöneres, weniger angestrengtes/anstrengendes und erfüllteres Leben vorstelle, dann komme sie sich einerseits dumm vor (weil es das ja nicht gebe) und andererseits bösartig und undankbar. Sie würde damit ihre Mutter beleidigen und im Stich lassen, die sie doch sehr liebe.

Ich meinte einige Minuten später in dieser Sitzung, dass bei so viel Nüchternheit, Anstrengung und Selbstdisziplin in ihrem Leben es so aussehe, als ob der Alkoholrausch fast die einzige Gelegenheit biete, sich gehen zu lassen, Gefühle zu haben und zu träumen. Sie bestätigte das, indem sie erzählte, dass sie im betrunkenen Zustand weinen könne, sie spüre, wie die körperliche Anspannung von ihr abfalle und Gefühle von Verlassenheit und Sehnsucht in ihr hochkämen. Sie sitze dann mit ihrem Weinglas im Bett und träume von einem warmen, großzügigen, strahlenden Mann, der sie liebe, tröste und stärke, mit dem zusammen sie das Leben meistern könne und der sie innerlich »hell« sein lasse. So angetrunken im Bett zu sitzen gebe ihr auch ein Wärme- und Entspannungsgefühl, das sie an Momente der Geborgenheit und Gemütlichkeit in der Kindheit erinnere, zum Beispiel wenn sie krank war, nichts tun musste und versorgt wurde.

Ich merkte an, dass der Alkohol bei so einem harten Leben doch etwas Hilfreiches an sich habe und sie auch froh sein könne, ihn zu haben.

Frau Sommer stutzte und sagte dann in empörtem Ton, dass ich das jetzt wohl ironisch meine. Ob ich etwa wolle, dass sie weiterhin »an der Flasche hänge«.

Ich erwiderte: Nein, darum gehe es mir nicht, sondern darum, dass etwas in ihr nach einem Ausweg aus der Bedrückung und Freudlosigkeit gesucht und auch gefunden habe, und dass dies nun wolle, dass es ihr gut gehe.

Frau Sommer dachte nach und sagte dann: Warum gehe denn das nicht anders? Andere könnten doch auch glücklich sein, ohne zu trinken.

»Ja«, sagte ich, »andere.« Aber ihr sei damals, als das losging (womit ich auf die Umstände ihrer Jugendzeit anspielte, über die wir schon ausführlich gesprochen hatten), keine andere Möglichkeit geblieben. Sie hätte sich nicht offen gegen ihre Mutter und die Familie stellen können, ohne sich selbst für sehr schlecht und undankbar zu halten. Sie wäre in eine Spannung geraten, in der sie vielleicht wirklich einen Selbstmordversuch gemacht hätte. Davor habe der Alkohol sie gerettet. Das solle aber nicht heißen, dass heute nicht eine andere Lösung möglich wäre.

Frau Sommer antwortete etwas schnippisch: »Das wollen wir doch hoffen!«, um nach längerem Schweigen hinterherzuschieben: »Aber das ist schon ein seltsamer Gesichtspunkt. So habe ich das noch nicht gesehen. Das heißt ja, dass ich doch etwas Gutes in mir habe, das auf mich aufpasst.«

In den folgenden Monaten kam sie immer wieder auf diesen »seltsamen Gesichtspunkt« zurück. Ihre scharfe Selbstkritik ließ nach und sie wurde in ihrer ganzen Haltung entspannter. Sie konnte Alltägliches mehr genießen und sich gegen Zumutungen anderer effektiver zur Wehr setzen. In der Therapie ließ sie mehr Trauer über das Missachtetwerden in der Kindheit zu und wagte sich vorsichtig daran, das Frauenbild der klaglos Dienenden und allzeit Perfekten, das ihre Mutter vertrat, zu kritisieren. Die einsamen Trinkabende wurden seltener.

Es kann sein, dass während eines idealtypisch guten Therapieprozesses der Suchtmittelgebrauch von allein entscheidend abnimmt. Es kann aber auch sein, dass gemeinsam über eine Entwöhnung – ob allein oder mit spezieller professioneller Hilfe – nachgedacht werden muss. Die Rolle der körperlich-habituellen Gewöhnung sollte nicht unterschätzt werden. Bestimmten Patienten fällt es trotz gewachsener Selbstannahme und gestiegener Abstinenzmotivation schwer, diesen Schritt zu tun. Mit der Gewohnheit wird auch ein alltagsstrukturierender Halt weggenommen und etwas ähnlich Haltgebendes, sprich: neue Gewohnheiten müssen an die Stelle treten. Hier können ein Heraustreten aus der gewohnten Umgebung (vielleicht ein Klinikaufenthalt) und (verhaltenstherapeutische) Trainings helfen.

Es lohnt sich, das Thema von Gewöhnung und Entwöhnung genauer zu betrachten. Ursprünglich haben die wichtigen Bezugsobjekte – Mutter, Vater, Großeltern, ältere Geschwister, Kindermädchen, Erzieherin – dem kleinen Kind bestimmte Handlungen angewöhnt: regelmäßig zu essen (ganz am Anfang: gestillt zu werden), zu bestimmten Zeiten ins Bett zu gehen, sich zu waschen, die Zähne zu putzen, sich an- und auszuziehen, die Kleidung nach dem Ausziehen auf einen Stuhl zu legen, nach dem Frühstück das Geschirr wegzuräumen und vieles mehr. Es handelt sich um viele affektiv besetzte Selbst-Objekt-Beziehungsszenen. Durch die Wiederholung dieser Handlungen in eigener Regie kann das Kind die Repräsentanzen der Objekte, die ihm das (hoffentlich geduldig) beigebracht haben, in sich wachrufen und sich selbst damit ein Stück Sicherheit oder Urvertrauen schaffen (»Gewohnheit« ist über das Wort »wohnen« im Deutschen mit »Wonne« verwandt). Die Rituale wirken nicht anders als Abbilder, Gerüche oder Geräusche, die auf assoziativen Bahnen die inneren Objekte aktivieren. Da es Handlungen mit Ergebnissen sind, geben sie dem Kind den Eindruck, als würden die Objekte durch es hindurchwirken, und zugleich, als hätte es sich selbstständiger gemacht.

Der Aspekt der Gewohnheit oder Ritualisierung gehört zur Sucht dazu – und zwar entsprechend den beiden Seiten der Sucht: eine positive Objektreminiszenz zu sein und ein Akt autonomer Selbstregulierung. Die Sucht knüpft entweder an Rituale an, die das Kind mit dem Objekt erlebt hat (etwa Essensrituale), oder sie enthält selbst geschaffene Rituale (beim Trinken, Kiffen oder Heroinspritzen), die etwas ersetzen sollen, das das Objekt nicht geleistet hat. Die gratifizierende Sicherheit, welche die Sucht als fast automatisierte, ins Körpergedächtnis eingeprägte Gewohnheit bietet, macht es nötig, bei der Entwöhnung neue Rituale bzw. Gewohnheiten zu üben und an die Stelle zu setzen, Rituale, die eine vergleichbare Gratifikation bieten. Es ist nicht möglich, auf eine Gewohnheit zu verzichten, ohne eine neue an die Stelle zu setzen.

Die neuen Gewohnheiten müssen Ähnlichkeiten mit den Suchtgewohnheiten aufweisen bzw. weniger gesundheitsschädliche Abwandlungen darstellen. An die Stelle des abendlichen sentimentalen Weinrituals mit dem dazugehörigen (ritualisierten) betrunkenen Einschlafen und später dem verkaterten morgendlichen Aufstehen kann das Ritual treten, sich um drei gute Mahlzeiten zu bestimmten Zeiten einschließlich eines frühen Frühstücks zu kümmern und so zu lernen, sich dafür Zeit zu nehmen und auf den Geschmack zu achten. Solche »guten« Rituale werden in vielen verhaltenstherapeutisch orientierten Suchtkliniken eingeübt. Beide oralen Gewohnheiten erinnern an die Regelmäßigkeiten der Kindheit und an ein Sicherheit spendendes Objekt.

Die Entwöhnung ist nur durch Handlung möglich, durch tätige Unterbrechung, durch körperliche Negation der Suchtgewohnheit, das betont die Verhaltenstherapie immer wieder (vgl.

Lindenmeyer, 1998, S. 87–97). Der Handlungsschritt wird gegenüber dem Verstehen der eigenen Affekte, dem Wissen über ihre Herkunft, dem Erleben neuer Beziehungsqualitäten in der Übertragung, der Milderung der Initialverstimmung und dem Ansteigen des Selbstwertes – alles Erfahrungen, die im psychischen Innenraum verbleiben – als dimensionaler Sprung verstanden. Nicht selten wird vom Patienten das äußerlich wahrnehmbare Verhalten für die einzig wirkliche und ernst zu nehmende Erfahrung gehalten und die innere Erfahrung entwertet. Äußeres Handeln und inneres Fühlen und Denken sind aber nicht dichotom.

In einer gelingenden Suchttherapie ermöglichen und fördern innere Veränderungen die in kleineren oder größeren Etappen erfolgende tätige Ent- oder Umgewöhnung. Dabei kann selbstverständlich die Schwelle, die inneres Geschehen von äußerem Handeln trennt, auch als Widerstand benutzt werden. Falls dies der Fall ist, sollte man sich in der Therapie damit beschäftigen. Umgekehrt wirken die körperlichen Veränderungen und die veränderten Gewohnheiten während und nach der Entwöhnung positiv auf die Sensibilität, die Stimmungslage und das Selbstbild der Betroffenen zurück und können ihre Introspektionsfähigkeit sowie insgesamt eine psychische Entwicklung und Stabilisierung fördern.

Zum Erreichen der Abstinenz ist es wichtig, dass dieser Schritt lange und gründlich genug vorbereitet wird. Der Patient muss sich mit seinem Suchtsymptom verstanden und angenommen fühlen. Er muss sich selbst damit annehmen und verstehen. Es wäre behandlungstechnisch falsch, wenn ein Therapeut vor einer ausreichenden Akzeptanz und vor einem ausreichenden Verständnis zur Kur drängen oder komplette Suchtmittelabstinenz verlangen würde. Auch wenn es so weit ist, dass über Abstinenz nachgedacht werden kann, geht es weniger darum, dass das therapeutisch ultimativ verlangt wird, als vielmehr darum, dem Patienten – und zwar unter Beachtung der Gegenübertragung – zuzutrauen, was er sich selbst vielleicht noch nicht zutraut.

Ich komme wieder zurück auf Frau Sommer.

> In der zweiten Hälfte ihrer Therapie brachte Frau Sommer die Idee auf, einen klinischen Entzug und eine klinische Entwöhnung zu machen, weil es ihr so schwerfalle, auf ihr Trinkritual

und ihr gewohntes Rettungsmittel zu verzichten, obwohl sie das eindeutig wolle. Ich fand die Idee gut, da sie sich helfen lassen wollte und weil das eine Alternative zu ihrem freudlosen Anspruch, alles allein schaffen zu müssen, darstellte.

Aus der zweimonatigen Kur kam sie begeistert und optimistisch zurück und wir setzten die modifizierte Analyse mit einer geringeren Frequenz (einmal pro Woche) fort. Sie lebte nun gänzlich alkoholabstinent und meinte, dass das dazu beitrage, sie von ihren Selbstvorwürfen zu befreien. Auch erlebe sie erst durch das tatsächliche Aufhören, dass es auch ohne Alkohol möglich sei, Gefühle zu haben (hier wurde anscheinend eine Konditionierung durchbrochen). Sie wollte auch in Zukunft ganz abstinent leben, weil sie eingesehen habe, dass sie ihr aus der Kindheit stammendes Hintergrundgefühl, zu wenig Zuwendung bekommen zu haben und ewig »hungrig« zu sein, wohl nicht ganz loswerde und dem Alkohol nicht die Chance geben wolle, an dieser »Schwachstelle« anzusetzen.

Gegen Ende der vierjährigen Therapie berichtete sie einen Traum, der auf den Initialtraum von der Katze im Kohlenkeller Bezug nahm: Sie ging durch ihre jetzige Wohnung, die im Traum etwas größer war als in der Realität, und entdeckte eine Kammer, die in Wirklichkeit nicht existierte. Sie öffnete die Tür, und zwischen Regalen voller Speisevorräte saß ein riesiger Tiger und blickte sie an. Ihr Gefühl im Traum beschrieb sie als »freudigen Schreck«. Wir interpretierten die Vorräte als »mehr Fülle und Genuss« in ihrem Leben und den Tiger als »mehr Power«.

Narzisstisch gekränkte Menschen (wie Herr Nordheim) halten oft mit großer Anstrengung ein Selbstbild von Großartigkeit hoch und das Suchtmittel bietet die nötigen Entspannungspausen. Wenn der Therapeut die Anstrengung positiv würdigt, öffnet sich möglicherweise der Weg zur Thematisierung der Affekte von Wut und Kränkung darüber, dass die Bezugsobjekte des Patienten die Anstrengung nicht wahrnehmen und die Bewunderung verweigern. Dann wird die Funktion des Suchtmittels, Kränkungsaffekte zu betäuben oder zu überspielen, deutlich. Kann die Kränkung anschließend thematisiert werden, zeigt sich nicht selten ein Gefühl quälender Machtlosigkeit, andere Menschen nicht zur Zuwendung zwingen zu können, und dahinter die Angst vor emotionaler Leere und Wertlosigkeit. Die Funktion des Suchtmittels, vor derart vernichtenden Affekten zu schützen, wird deutlich. Erst nach positiver Konnotation der Schutzfunktion der Sucht kann man sich langsam dem schmerzhaften Thema nähern, dass der Patient in seiner Kindheit nicht schwach sein durfte und auf seine Anlehnungs- und Schutzwünsche verzichten musste.

Hilflosigkeit und Kränkung – all diese »Scheißgefühle«

In der Anfangsphase seiner Therapie breitete Herr Nordheim alles Imposante, das er in seinem Leben geleistet hatte, von seinem beruflichen Aufstieg und dem vielen Geld, das er verdiente, über den Luxus der Gourmet-Restaurants, der teuren Reisen und kulturellen Veranstaltungen, die er seiner Frau geboten hatte, bis zu der Kennerschaft in guten Weinen und der Bekanntschaft mit Größen der Unterhaltungsbranche vor mir aus. Auch dass er sich immer um seine Eltern und seinen Stiefsohn gekümmert habe, war ihm wichtig zu betonen. Das forcierte Herausstreichen der sichtbaren Beweise des eigenen Wertes erzeugte in mir öfter das Gefühl, zur Bewunderung gezwungen zu werden, wogegen sich mein Unabhängigkeitssinn sträubte. Nur das Wissen um die narzisstische Not dahinter ermöglichte mir, meine negative Gegenübertragung (»Angeber!«) zu kontrollieren.

Er klagte darüber, dass in der Firma niemand mehr seine Verdienste als (Mit-)Gründer und Ideengeber würdige und dass jetzt, da seine Frau weg sei, die ganze Mühe umsonst, die Zukunftsplanung hinfällig und sein Leben sinnlos sei. Ich sagte in einer Sitzung, dass das Feld, auf dem er seine Lebenskraft investiert hatte, ihm entzogen worden sei und er ohnmächtig zurückbleibe und die fehlende Würdigung ihn kränke – Gefühle, die er bis dahin so nicht hatte erleben müssen.

Dieser Feststellung stimmte er nach einigem Zögern zu. Ich fuhr fort, dass der Alkoholrausch helfe, die Gefühle nicht zu intensiv spüren zu müssen. Herr Nordheim entgegnete, dass der Alkohol ihm ein »Alles-egal-Gefühl« gebe und er »an die ganze Scheiße« nicht mehr denken müsse. Ich meinerseits fügte hinzu, dass es ihm schwerfalle, an Gefühle der Hilflosigkeit und Schwäche auch nur zu denken. Hier schaute er mich misstrauisch (oder verständnislos?) an und schwieg.

> Ich dachte, dass gedanklich auch nur in die Nähe des Gefürchteten zu kommen seine Verleugnungsabwehr mobilisierte, und erinnerte mich an die alte behandlungstechnische Regel: »Die Abwehr vor dem Abgewehrten«, das heißt, dass es ungünstig ist, den empfindlichen Kern zu benennen, bevor man sich ausführlich genug mit der darum herum aufgebauten Abwehr mit allen ihren Implikationen befasst hat.
>
> In der darauf folgenden Sitzung fragte Herr Nordheim, ob es wirklich nötig sei, sich mit den »Scheißgefühlen« zu befassen. Ich antwortete, dass ich das durchaus denken würde, woraufhin er nach einigem Zögern sagte, das schlimmste Gefühl sei, wenn er in der Firma »geschnitten« werde – und fing auch schon zu weinen an. Ich ließ ihn eine Weile und erklärte dann das »Schneiden« als etwas Verletzendes, eine Kränkung, die wehtue, bei der man weinen müsse. Außerdem sei es etwas, gegen das er nichts tun könne, weil alle Kollegen seinen Nachfragen und Beschwerden auswichen und er auch nicht einfach das Feld räumen wolle: Also sei er hilflos, und ohnmächtige Wut sei ein schlimmes Gefühl. Darüber hinaus sei »Schneiden« ein Akt des Ignorierens, des Desinteresses an seiner Person, eine symbolische Vernichtung, und es sei furchtbar, sich wie ein »Nichts« fühlen zu müssen, davor fürchte man sich.
>
> Das war viel geredet von mir, aber die Erklärung beruhigte ihn und zeigte ihm, dass ich Furcht, Schmerz und Ohnmacht nicht als unmännlich oder schwach verachtete. Nach dieser Stunde ließ Herrn Nordheims Widerstand nach. Er konnte sich mehr auf die Therapie einlassen und wir schritten langsam voran.

Bei Borderlinestörungen imponiert in Therapien die Macht der Affekte, die immer wieder die ganze Person überfluten, jedes neutralisierte Denken ausschalten und Begegnungen mit anderen Menschen im Hier und Jetzt unmittelbar den Charakter der (verletzenden, ängstigenden, wütend machenden) Begegnungen mit den nahen Objekten von dort und damals aufdrücken. Therapeuten fühlen sich von der Heftigkeit und Distanzlosigkeit der Übertragungen dieser Patienten oft bedrängt. Augenscheinlich konnten die frühen Affektüberschwemmungen nie ausreichend psychisch verarbeitet und in Vergangenheit verwandelt werden.

Der Gebrauch von Suchtmitteln hat, ähnlich wie die Selbstverletzung oder das aggressive Agieren, den Charakter einer Notmaßnahme gegenüber dem übermächtigen Andrängen. Im Zuge der genügend langen und die Kontinuität des therapeutischen Objekts wahrenden Therapie (möglichst kein Behandlerwechsel und keine langen Pausen), die für den Therapeuten zu einem guten Teil aus Standhalten, Verstehen (der Übertragung) und Beruhigen (von überschießender Angst oder Wut) besteht, kann neben der bedrohlichen die Übertragung eines beruhigend-haltenden Objekts entstehen. Die Patientinnen und Patienten können ein Vertrauen entwickeln und partiell die Erfahrung eines »ungestörten Seins« (Winnicott) bzw. eines ruhigen Sicherheitsgefühls machen. In der bewussten Durcharbeitung der sich oft wiederholenden affektiven Szenen können sie ihre Affekte besser verstehen lernen, die Übertragung des Vergangenen vom Erleben des Präsenten besser unterscheiden und Angst vor ihren Gefühlen verlieren. Während dieses Prozesses wird die Affektintensität nachlassen und damit auch die Notwendigkeit des Suchtsymptoms.

Hass, Missachtung und überall der »kalte Blick«

Der Therapeut empfand Frau Groß, die 23-jährige Romanistikstudentin, wie er mir in der Supervision berichtete, trotz ihrer kurz geschorenen weißblonden Haare, der Piercings und der Lederjacke von Beginn an als ein eher unsicheres, einsames Kind auf der Suche nach Halt. Da sie sich schnell mit all ihren Ängsten und Problemen anvertraute, entwickelte er seinerseits eine positive, elterlich-besorgte Haltung ihr gegenüber. Die Affektüberflutungen, die sie erlebte, beherrschten in der ersten Zeit die Thematik der Sitzungen, besonders ihre panische Hilflosigkeit und die übermächtige Verlassensangst sowie die Maßnahmen, die sie dagegen ergriff: Drogenkonsum (Ecstasy, Kokain, Speed), Selbstverletzungen und promiskuitives Verhalten.

Der Therapeut nahm dieses symptomatische Agieren zur Kenntnis und machte keine Anstalten, sie dazu zu drängen, damit aufzuhören. Er sagte zu Frau Groß, dass dies Selbstrettungsmaßnahmen seien, die sie vor ihren großen Ängsten ein Stück weit schützten, auch wenn sie schmerzhaft oder auch gefährlich seien. Er mache sich Sorgen um sie, aber zunächst ginge es darum, dass sie beide verstünden, was die Bedeutung dieses Handelns sei. In der Supervision meinte der Therapeut, dass es manchmal schwer für ihn sei, das Risiko, dem die Patientin sich aussetze, mitzutragen. Aber es spiegele ihr inneres Gefühl von Gefährdung wider, und im Augenblick habe sie noch keine anderen Mittel, um sich zu helfen.

Die Arbeit der Affektbenennung und Affektdifferenzierung, die in der Klinik schon begonnen hatte, wurde in der ambulanten Therapie fortgesetzt. Ihre panische Hilflosigkeit brachte sie damit in Verbindung, dass sie als Kind (wohl schon als Fünf- oder Sechsjährige) von der Mutter tagelang allein gelassen worden war, sich selbst um ihr Essen kümmern musste, oft nicht wusste, wo sie in der Küche oder in der Wohnung etwas zu essen finden konnte, und sich ausmalte, dass irgendein Unglück geschehen würde und sie sich nicht würde helfen können. Außerdem hatte sie Angst vor dem Schimpfen und den Schlägen der Mutter, wenn sie zurückkäme und sie, das Kind, irgendetwas falsch oder kaputt gemacht hätte.

Ihre kindliche Verlassenheitspanik und das Bedürfnis, jemanden festzuhalten bzw. sich an jemandem festzuhalten, brachte sie mit der Angst in Verbindung, dass ihre Mutter sie demnächst wieder allein lassen könnte oder sich plötzlich abwenden oder gegen sie stellen könnte. Die Hasswelle, die sie manchmal überflutete, erinnerte sie an den wütenden Ausbruchsimpuls, den sie verspürte, wenn ihre Mutter sie bedrängte, die Dinge genauso zu sehen wie sie, zum Beispiel irgendein Essen oder ein Kleidungsstück »wunderbar« zu finden, das ihr nichts sagte, oder auch, sich selbst für böse und faul zu halten. Sie konnte sich gegen diese Bedrängungen nicht wehren, weil sie Angst hatte, dann von der Mutter wieder fallen gelassen zu werden. Sich nach Wärme und Geborgenheit zu sehnen, fand sie besonders unerträglich, das wollte sie am liebsten nur »wegdrücken und wegfeiern«, wahrscheinlich, weil der Schmerz der Verlassenheit und die Sehnsucht nach der Mutter damit verbunden waren.

In der Übertragung reagierte Frau Groß immer wieder impulsiv und lang anhaltend wütend und gekränkt, wenn der Therapeut sich einmal verspätete oder in Urlaub fuhr. Sie unterstellte ihm Hass und Missachtung ihrer Person, sprang auf, lief im Zimmer umher und schrie ihn an. In allen Fällen nahm er die Vorwürfe teilweise an (sagte etwa, dass er wisse, dass er mit seiner Nüchternheit manchmal kühl sei und er ihre Wahrnehmung nachvollziehen könne), wies sie aber auch teilweise zurück (sagte in diesem Fall, dass er trotz seiner gelegentlich kühlen Distanz weiter auf ihrer Seite sei und bei ihr bleibe). Er stellte die Wahrnehmungen von Frau Groß (er habe einen »kalten Blick«) nicht infrage und blieb für ihre Wut oder Angst empathisch (»spiegelte« diese bzw. bot einen »Container«). Zugleich behielt er seinen eigenen Standpunkt (»markierte« diesen bzw. bot einen Halt).

Durch das wiederholte Erleben und Besprechen der Affekte in der Therapie schwächten diese sich in ihrer Intensität ab, wurden »normaler«. Der Therapeut ermunterte Frau Groß, das, was sie außerhalb der Sitzungen an Sehnsucht, Trauer, Angst und Wut erlebte, und die Gedanken, die ihr dabei kamen, sich zu merken, eventuell auch aufzuschreiben und mit in die je folgende Stunde zu bringen. Er erklärte sich auch bereit, sie, wenn sie sehr aufgewühlt war, kurz am Telefon zu sprechen oder ihr eine Extrasitzung anzubieten. Auf diese Weise förderte er eine therapeutische Objektkonstanz und eine Affekttoleranz. Sowohl die Selbstverletzungen als auch die impulsiven One-Night-Stands hörten mit der Zeit auf. Auch die Selbstberuhigung und Ablenkung mittels der Drogen nahmen ab, was vom Therapeuten anerkennend bestätigt wurde.

Das Fallbeispiel der Therapie von Frau Groß mit ihrer instabilen Persönlichkeit zeigt, wie die beiden vorangehenden Beispiele auch, dass ein Therapeut eine symptomatische Sucht nur sinnvoll behandeln kann, wenn er sie als funktionalen *Teil* eines Abwehrensembles betrachtet.

Psychotherapie der »persönlichkeits«strukturellen Sucht

Bei der süchtigen Persönlichkeitsstörung dient der Gebrauch von Suchtmitteln als *hauptsächliche* Abwehr gegen die Initialverstimmung und stellt fast das einzige Mittel zur Aufrechterhaltung von Autonomie in Zeiten affektiver Bedrängnis dar. Besonders in der Anfangsphase der Therapie sollten Therapeuten vorsichtig damit umgehen. Die süchtigen Patientinnen und Patienten haben bei aller Motivation zur Therapie doch Angst davor, ihr zentrales Beruhigungsmittel zu verlieren. Hinzu kommt die Angst, die eigene Selbstunsicherheit offenbaren zu müssen und in den Augen der Außenwelt als schwach und unselbstständig dazustehen – eine Scham, die Männer in der Regel stärker empfinden als Frauen. Sich dazu zu bekennen, psychisch krank zu sein und unfähig, das eigene Leben autonom zu steuern, wird oft als eine umfassende »Kapitulation« oder »Bankrotterklärung« aufgefasst.

Da das Suchtmittel stark libidinös besetzt ist und lange Zeit seine Anziehungskraft behält, besteht auch für den weiteren Therapieverlauf, wie viele Autoren betonen, immer eine Rückfallgefahr (vgl. Rost, 2008, S. 73f.). Es ist wichtig, sich die starke Verbindung zwischen dem Patienten und seinem fetischisierten Suchtmittel immer wieder vor Augen zu führen und in der Gegenübertragung nicht allzu gekränkt darüber zu sein, dass der süchtige Patient sich nur zögerlich und ungeschickt auf eine persönliche Beziehung und ein geregeltes Arbeitsbündnis einlassen kann sowie im Fall andrängender Affekte eher auf das bewährte und sofort wirksame Hilfsmittel zurückgreift, als sich dem Therapeuten anzuvertrauen. Der Widerstand, sich auf die Übertragungsbeziehung einzulassen, gehört regelhaft zur schweren Sucht: »Nach einer kurzen Phase des Leidensdrucks erlebt der Patient den Therapeuten rasch als Aggressor gegen die wohltuenden Wirkungen des Suchtmittels« (Diekmann & Albertini, 2008, S. 173). Es verwundert daher auch nicht, dass es gerade in der Anfangsphase der Therapie häufig zu Abbrüchen kommt.

Wenn der Patient beginnt, sich einzulassen, dann überträgt er zunächst, gemäß der Abwehr der passiven Überlassung, ein ihn äußerlich steuerndes, verantwortliches Objekt. Der Patient bietet sich als fügsam an (»Sagen Sie mir, was ich tun soll!«), kann aber Vereinbarungen ohne dauernde Beaufsichtigung oder Strafandrohung nicht eigenständig einhalten. Eine esssüchtige Patientin berichtete mir einmal, dass sie an einer Tagung teilgenommen habe, bei der den Teilnehmenden in der Mittagspause an großen Tischen das Essen in Schüsseln und Terrinen serviert wurde und jeder sich selbst bediente. Sie konnte nicht aufhören zu essen, bis alle Schüsseln und Terrinen auf ihrem Tisch leer waren. Sie beschwerte sich bei mir, dass die anderen Teilnehmer am Tisch sie nicht gestoppt hätten, und meinte, zu mir gewandt: »*Sie* kennen mich, Sie hätten mir bestimmt gesagt, dass ich jetzt aufhören soll, und das hätte ich auch getan!«

Die Unfähigkeit von schwer Süchtigen, Verabredungen einzuhalten bzw. autonom Verantwortung für sich zu übernehmen, ist ein Dauerthema in Suchtkliniken. In der Regel wird darauf mit Überwachung und Sanktionen reagiert, was den Übertragungen der Patienten am Anfang der Behandlung auf eine passende Weise entgegenkommt und sie da abholt, wo sie sind, auf Dauer aber die Bearbeitung der Übertragungsabwehr sehr erschwert.

Die ambulante Therapie hat es in dieser Hinsicht etwas leichter, da sie nicht den Anspruch hat, das Leben der Patienten außerhalb des Therapieraumes zu bestimmen und zu kontrollieren. Dafür müssen Therapeutinnen und Therapeuten sich mit unangenehmen Gegenübertragungsgefühlen »herumschlagen«: Es ist enttäuschend, vom Patienten gar nicht als empathisch begleitendes und verstehendes Objekt verwendet zu werden, sondern in diesen therapeutischen Qualitäten ignoriert und stattdessen als autoritär bestimmendes Objekt angefragt zu werden. Da, wo sich Therapeuten darauf einlassen und mit dem Patienten bestimmte Abstinenzvereinbarungen treffen, müssen sie erleben, dass der Alkoholiker es wieder nicht geschafft hat, übers Wochenende nüchtern zu bleiben, und müssen sich wiederholt seine zerknirschten Bekenntnisse anhören und sich hilflos fühlen.

Eine Therapeutin hat mit einem Alkoholiker vielleicht einen offenen Bericht über Rückfälle vereinbart und muss erleben, dass der Patient zwei Monate später berichtet, dass er nach dem Streit mit der Ehefrau doch wieder »abgestürzt« war. Die Therapeutin fühlt sich bezüglich Ehrlichkeit und Offenheit als Grundbedingungen einer verstehenden Psychotherapie betrogen. Es fällt ihr schwer, einzusehen, dass der süchtige Patient wegen der frühen Überlassungsabwehr und der daraus folgenden Über-Ich-Schwäche zumindest in der Anfangszeit der Therapie und besonders in Bezug auf den Suchtmittelgebrauch (noch) nicht in der Lage ist, Eigenverantwortung zu übernehmen.

Die Anfangskonstellationen weisen schon darauf hin, dass sich für die Therapieplanung im Wesentlichen drei – durchaus miteinander verschränkte – Fragenkomplexe ergeben:

- Wie kann der Initialverstimmung entgegengewirkt werden bzw. wie kann ein ausreichend gutes Selbstwertgefühl entstehen?
- Wie soll mit der Abhängigkeit vom Suchtmittel umgegangen werden?
- Wie kann ein ausreichend verabredungsfähiges, als eigenes empfundenes, ins Selbst integriertes Über-Ich entwickelt werden?

Auf diese Fragen müssen Antworten gefunden werden, wobei sich die Antworten im Verlauf der Therapie verändern (können). Ich möchte die drei Punkte im Folgenden ausführen.

Das Eigene finden und wertschätzen – das Selbstwertgefühl

Auf einer einfachen Interaktionsebene geht es in der Psychotherapie darum, Affekte zu spiegeln, das heißt sie, wenn sie in der Sitzung mehr oder minder wahrnehmbar geschehen, mitzufühlen und dieses Mitgefühl dem Patienten mimisch, gestisch und durch den Tonfall der Stimme zu signalisieren sowie ihnen Namen zu geben. Wenn der Patient aus seinem Leben berichtet, geht es darum, Affekte und Affektmöglichkeiten ausfindig zu machen und wie ein bei einem Theaterstück mitgehender Zuschauer oder bei einer Erzählung innerlich beteiligter Zuhörer zu reagieren und dem Patienten mitzuteilen, worauf sich diese Reaktion bezieht – selbst wenn das Stück verworren gespielt ist oder der Erzähler Wichtiges weglässt.

Sodann geht es darum, Sinn herzustellen, das heißt von den Affekten ausgehend nach ihren Ursprüngen zu suchen und sie in Szenen mit Objekten oder fehlenden Objekten zu platzieren sowie Verbindungen zwischen der kindlich-familiären Vergangenheit und der Gegenwart des Süchtigen herzustellen. Insbesondere gilt es, die Initialverstimmung aufzuschlüsseln und ihre Elemente mit Beziehungserfahrungen zu verknüpfen. Es kann um die Entstehung eines tiefen Unsicherheits- und Verlassenheitsgefühls gehen, um den Hass gegen das mütterliche Objekt, um die resignative Erfahrung der eigenen Wertlosigkeit sowie um die Haltung der passiven Überlassung (Herr Keppler, der Maurer, ist dafür ein Beispiel). Auch Scham über das eigene Sosein ist ein wichtiges, zu identifizierendes Gefühl, das sich aus dem Ungewolltsein durch die frühen Objekte erklärt.

Zum gemeinsamen Kennenlernen der Affekte und der mit ihnen verbundenen frühen Beziehungsszenen gehört auch, ihre Unfassbarkeit und Unverarbeitbarkeit durch eine kindliche und später jugendliche Psyche festzustellen und die Schutzfunktion der Abwehrbewegungen zu würdigen, also den Sinn der passiven Überlassung, des seelischen Rückzugs und später der Sucht zu verstehen. Schon dieses rekonstruktive Durcharbeiten erweist sich als heilsam.

Suchtpatienten, die von ihrer quasinatürlichen Unwichtigkeit, Haltlosigkeit oder Bosheit überzeugt sind, nehmen die psychoanalytische Botschaft, dass es sich bei ihrer Krankheit um ein Produkt früher Objektinteraktionen und kreativer psychischer Schutzmaßnahmen handelt, mit großem Gewinn auf. Es ist wichtig für sie, eine Narration zu entwickeln, in der sie auf frühe Ablehnungen, für die sie nichts konnten, abwehrend reagiert haben. Das wirkt »schuldentlastend«. Sie wollen über kurz oder lang begreifen, was ihre Mütter, ihre Väter an ihnen als Kleinkindern oder Kindern wohl abgelehnt haben und wie diese Ablehnungen aussahen, um die entsprechenden Affekte nicht mehr als namenlos-undifferenziert, schicksalhaft und nicht steuerbar erleben zu müssen. Die Initialverstimmung verliert im Laufe dieses Durcharbeitens viel von ihrem Schrecken.

Wichtig ist, dass das indifferente Primärobjekt in diesem Zusammenhang nicht verteufelt, sondern differenziert wird: Es hatte diese ablehnende Seite, die man auch (retrospektiv) hassen darf, und es hatte positive Seiten, zumindest diejenige, das Kind am Leben gehalten und mit dem Notwendigsten versorgt, nicht ganz alleingelassen und ihm signalisiert zu haben, was es tun soll. Vielleicht gab es ja eine Zeit, in der die Mutter zugewandter und fürsorglicher war, vielleicht haben bestimmte Umstände ihr Interesse verhindert, vielleicht kam ihr liebender Anteil nur nicht zum Ausdruck.

Das rekonstruktive Durcharbeiten spielt sich, gerade im ersten Drittel der Therapie, vor dem Hintergrund der negativen Anfangsübertragung ab: Der Therapeut wird als ein uneinfühlsames Objekt wahrgenommen, doch erscheinen seine empathischen und verstehenden Bemühungen dem Patienten unter Umständen fremd und merkwürdig. Zugleich ist der Therapeut gemäß der Übertragung ein dominantes Objekt und der Patient überlässt sich mehr oder minder kritiklos seiner Herangehensweise. Diese Überlassung ist das Einfallstor für die Beziehungsaufnahme. Der Therapeut benutzt seine Dominanz, um sich anders zu verhalten als das Ursprungsobjekt, nämlich um Interesse am Innenleben des leidenden Subjekts zu zeigen und dem Subjekt dadurch seinen Wert zu demonstrieren. Er gibt dem Süchtigen die »Erlaubnis«, seine Gefühle wichtig und sein Leiden ernst zu nehmen.

Im Herausarbeiten des spontanen Selbstschutzaspekts des süchtigen Abwehrensembles liegt bereits eine Betonung des Eigenen, der eigenen Kraft und Fähigkeit sowie eines Unbewussten, das offenbar etwas am Selbst für so wertvoll hält, dass es das schützen will. Das weist die Richtung für die weitere Arbeit: nämlich Keime eines aktiven Selbst zu finden. Die Betonung liegt auf dem *Finden* von etwas, was schon da ist – jedes andere Wort, zum Beispiel »herstellen«, wäre wieder nur fremdbestimmte Dressur. Es geht darum, dem Patienten seine persönlichen Eigenschaften und Fähigkeiten widerzuspiegeln, ihm beispielsweise zu zeigen, dass er eine bestimmte Hartnäckigkeit besitzt oder eine bestimmte Sensibilität, dass er kreativ oder geduldig sein kann, dass er an bestimmten Dingen oder Tätigkeiten Freude hat, seien es Tiere oder Radfahren – was auch immer: Es geht darum, ihm seine eigenen dispositionellen oder erworbenen Eigenschaften als positive, als »Kräfte« nahezubringen und ihn zur aktiven Aneignung zu ermuntern. Es geht um die Stärkung und den Ausbau der Elemente eines »wahren« Selbst.

Eine Hürde besteht darin, dass viele Süchtige Fähigkeiten und Eigenschaften von sich selbst, die sie real besitzen, gering schätzen, weil sie im Rahmen eines fassadären, fremden Selbst benutzt und gebildet wurden. Mit dieser Geringschätzung haben sie zunächst durchaus recht: Therapeuten können durch eine Fassade von realem Erfolg geblendet werden und die Notwendigkeit für den Patienten, diese Fassade zu verwerfen, wenn er zu einem authentischen Lebensgefühl kommen will, unterschätzen. Es geht also nicht darum, dass der Therapeut dem Patienten sagt: »Schauen Sie mal, was Sie da Gutes können«, sondern darum, ob der

Patient an dem, was er da kann, etwas findet, was ihn spontan freut, was ihn »einfach so« befriedigt, ohne den Blick auf die Meinung anderer. Das Gefühl des passenden Eigenen, die Praktizierung eines eigenen Willens und die Bestätigung dieser Authentizität durch einen wohlwollenden Anderen ergeben die Basis für den Aufbau eines haltbaren Selbstwertgefühls.

Die Gedanken von Herrn Lutz kreisten zwanghaft nur um seine Minderwertigkeit und darum, was er unternehmen könne, um den anderen, besonders seinen Freunden in der Band und in der Musikszene, zu beweisen, dass er doch etwas wert sei und nicht nur »ein Fall für die Mülltonne«. Es fiel ihm aber nichts ein, und so verzweifelte er immer wieder.

Während des ersten Jahres der Therapie sprach Herr Lutz tonlos, mit gesenktem Kopf, ohne Blickkontakt mit mir aufzunehmen. Auf affektive Signale von mir, sei es ein geschocktes »Oh« oder eine Mitleidsbekundung, reagierte er nicht, sodass ich oft nicht wusste, ob ich für ihn emotional überhaupt anwesend und nicht nur eine Art Tonaufnahmegerät war. Wenn ich Fragen hatte, musste ich seinen in sich gekehrten Monolog fast gewaltsam unterbrechen. Inhaltlich ging er auf die Fragen aber immer ein. Es herrschte eine Spannung zwischen der affektisolierten Form seines Vortrags und dem Inhalt, in dem es um Verzweiflung, Hilflosigkeit, Sehnsucht und (gegen sich selbst gewendete) Wut ging. Wenn ich mir das, was er nüchtern resigniert berichtete, vorstellte, entstanden durchaus verschiedenartige Emotionen in mir, aber wir teilten keine Gefühle. Ich vermutete, dass sich hier eine Übertragung inszenierte, in der Herr Lutz mich mit seinen Emotionen so wenig erreichen zu können glaubte wie seine Primärobjekte.

Die erste Lockerung seines Claustrums ergab sich durch meine Fragen zu seiner Kindheit. Er berichtete von der abrupten Abwendung seiner Mutter und ihrer offenen Verachtung ihm gegenüber, nachdem sein Vater fremdgegangen war. Der Gedanke, dass diese Verachtung quasi in ihn hineingewandert war, dass er sie übernommen hatte, war ihm völlig neu. Plötzlich ging es nicht mehr um ein schicksalhaftes, geradezu angeborenes Schlechtsein, gegen das er sich vergeblich wehrte, sondern sein Wertlosigkeitsgefühl bekam einen Grund, der außerhalb von ihm lag, und es entstand die Denkmöglichkeit von einem guten Eigenanteil, der unabhängig von der negativen Bewertung existierte. Je mehr wir uns damit beschäftigten, desto mehr nahmen sein permanentes Schuldgefühl (dauernd etwas falsch zu machen) und sein fundamentales Schamgefühl (nicht in diese Welt zu passen) ab. Er nahm mehr Blickkontakt auf und wurde affektiv spürbarer.

Herr Lutz schilderte seine Mutter als eine Frau, die schon immer in einer Welt rigider Idealvorstellungen darüber gelebt habe, wie Kinder zu sein und zu funktionieren hätten. Wir nahmen an, dass sie ihn schon vor der Ehekrise funktional gemäß ihren eigenen Vorstellungen behandelt und er sich ihr eher passiv überlassen habe.

Mit der Erlaubnis, kritische Gedanken über die Mutter haben zu dürfen, nahm auch das Denkverbot gegenüber dem Vater ab. Dieser war von der Mutter als ein bösartiger Verrückter, mit dem man nichts zu tun haben durfte, aus der Familie emotional ausgeschlossen worden (obwohl er weiter in ihr lebte). Herr Lutz begann, über den Vater und sein »zerstörerisches« Fremdgehen nachzudenken und auch darüber, warum der Vater nie als ein alternatives, ihn vielleicht stützendes Objekt zur Verfügung gestanden hatte. Er entwickelte retrospektiv eine Art kritisches Mitleid mit ihm. In der aktuellen Realität nahm Herr Lutz immer mehr Anstoß an der Band-»Chefin«, von der er sich herumkommandiert und ausgenutzt fühlte. In der Therapie thematisierte er die aggressiven Durchbrüche während seiner Alkoholräusche in der Vergangenheit. Wir erkannten sie als eine undifferenzierte und verschobene Wut gegen jene Abwertung, die er von allen Seiten (projektiv bzw. übertragen) sich entgegenschlagen gespürt hatte.

Nach einer Weile – wir waren inzwischen am Ende des zweiten Jahres der analytischen Therapie – begann Herr Lutz, aktiv seiner inneren Selbstverurteilung entgegenzutreten. Er bezog sich dabei auf seine positiven Eigenschaften und Fähigkeiten, die wir vorher herausgearbeitet hatten: seinen Lebenswillen, seine musikalische Kreativität, seine Neugier, sein Durchhalte- und Konzentrationsvermögen, seine Reflexionsfähigkeit, seinen starken Willen, sich eine neue Lebenshaltung zu erschaffen, und seine Fähigkeit, sich in andere Menschen einzufühlen und sie zu verstehen (eine Eigenschaft, die er während der Therapie entdeckt hatte, nachdem er einmal aus dem zwanghaft um ihn selbst kreisenden Grübeln herausgekommen war). Er sagte sich (und hatte dabei meine Zustimmung als Rückenstärkung): Das alles ist gut an mir; ich habe ein Recht zu leben, und *du* (der »innere Richter«) hast nicht das Recht, mich vom Leben auszuschließen!

Während Herr Lutz diese innere Selbstbehauptung über einen längeren Zeitraum bei allen sich bietenden Gelegenheiten durchspielte, man könnte sagen »übte«, beschäftigten wir uns mit eben diesen Gelegenheiten, bei denen die Selbstverurteilung auftrat und stark wurde. Es waren immer Situationen, in denen Herr Lutz sich durch die Augen der anderen, insbesondere seiner Band-Freunde und der »Chefin«, sah und ihnen Verachtung und Kritik unterstellte. Hierbei war die ursprüngliche Ununterschiedenheit zwischen Beurteilung von außen und Selbstbeurteilung wahrzunehmen. Gegen die empfundene Überflutung mit Verachtung entwickelte Herr Lutz spontan den Satz »Ihr kennt mich nicht!«, womit er sein »wahres Selbst« schützte.

Im weiteren Verlauf baute er seine »innere Welt« zunehmend aus. Dabei spürte er, dass die Tatsache, dass er seine Gefühle und Gedanken primär für sich allein hatte, einerseits einen Schutz gegen die Verurteilung von außen darstellte, andererseits aber auch ein Stück schmerzlicher Einsamkeit bedeutete. Er wurde traurig darüber, dass er nicht erwarten durfte, dass andere ihm seine Besonderheit sofort ansahen und freundlich akzeptierten, aber er bezeichnete diese traurige Einsamkeit als »beruhigend« und »real«. Psychodynamisch würde ich sagen, dass Herr Lutz in dieser Zeit einiges von der Separation nachholte, die ihm in der Jugendzeit unmöglich gewesen war und deren Fehlen er mittels der Sucht überbrückt hatte.

Sein Selbstwert wurde zusehends größer und sicherer. Er musste sich nicht mehr willentlich immer wieder gegen die innere Verurteilung »behaupten«. Diese verschwand schließlich bis auf seltene Krisensituationen ganz. Herr Lutz konnte sich auch nach außen mehr wehren und durchsetzen – so bei den Verhandlungen über die Honoraraufteilung in der Band. Er begann, sich von »Freunden«, von denen er sich ignorant behandelt fühlte, zu distanzieren und sich mehr an jene zu halten, von denen er sich angenommen fühlte. Mit einer Freundin, welche die ganze Zeit im Hintergrund schon anwesend gewesen war, entwickelte sich über viel gemeinsames Reden, Streiten, Verletztsein und Sich-Versöhnen eine verbindliche Beziehung. Am Ende der Therapie wurde die Heirat geplant.

Sein Gitarrenspiel und die Pop-Musik, die er gern hörte, waren schon immer ganz sein Eigenes gewesen, sein seelischer Rückzugsraum, den ihm niemand nehmen konnte. Nun erweiterten sich seine musikalischen Interessen über den Pop-Bereich hinaus, und er begann, eigene Stücke zu komponieren, eigene Texte zu schreiben und sich nach anderen Mitmusikern umzusehen. Er interessierte sich zunehmend für die gesellschaftliche Welt um ihn herum und überlegte, ein Studium anzufangen.

Bei dem im Folgenden geschilderten Patienten war es für uns beide viel schwieriger, sein »Eigenes« zu finden, da seine Passivität umfassender ausgebildet war.

Herr Keppler hatte die Psychotherapie aufgesucht, nachdem er seinen vierzigsten Arbeitsplatz verloren hatte und er es zum sechsten Mal in seinem Leben mit einer Frau, auf die er sich einlassen wollte, nicht ausgehalten hatte. Er klagte über immer wiederkehrende Sinnlosigkeits- und Leeregefühle und über eine aggressive Gereiztheit etwa gegenüber seinen Nachbarn, wenn sie Geräusche machten, gegenüber lauten Jugendlichen oder gegen Fahrradfahrer auf dem Gehweg. Er habe einen starken Drang, »alles hinzuschmeißen und auf Trebe zu gehen« sowie sich »sinnlos zu besaufen«. Er sei Alkoholiker von Jugend an, aber seit einem Jahr trocken und habe große Angst, rückfällig zu werden. Er fühle sich »wie der letzte Versager« und denke, dass die meisten »normalen Menschen« ihn auch so sehen würden.

Schon während der sondierenden Gespräche schien für ihn ganz klar zu sein, dass ich ihn in Therapie nehmen und er bei mir bleiben würde. Er wurde auf eine zutrauliche Weise passiv und überließ mir die Leitung, beantwortete brav alle meine Fragen, und wenn ich nichts fragte, schwieg er oder berichtete über seinen Ärger mit den Nachbarn, was ich mit der Zeit ermüdend fand. Immerhin dockte er bei mir an, der Druck seiner Initialverstimmung ließ nach und er blieb (vorerst) trocken.

Bezüglich seiner Arbeitsplätze wurde auf mein Nachfragen deutlich, dass er so lange gut zurechtgekommen war, solange er eine umschriebene Aufgabe gehabt hatte, für die er allein zuständig gewesen war und bei der ihm niemand hineingeredet hatte. Sowie es komplizierter wurde, er mit Untergebenen und deren Launen oder Vorgesetzten mit unklaren Erwartungen zu tun hatte, wurde er »wuschig« oder wütend und fing an zu trinken, was dann oft zu Kündigungen geführt hatte.

Was die Frauen betraf, so verspürte er eine große Sehnsucht nach körperlicher Nähe, ja Verschmelzung, und wünschte sich, von »einer starken Frau angeleitet« zu werden. Allerdings hielt er es nicht aus, wenn eine Frau, die er näher kannte, in der Realität etwas Selbstständiges von ihm erwartete (sei es, dass er sich um den Abwasch kümmerte, sei es, ihr gelegentlich ein Geschenk zu machen): Dann wurde er sofort unsicher, empfand sich als »Versager«, ertrug die Nähe der Frau nicht mehr oder nur betrunken, und es kam über kurz oder lang zur Trennung.

Wenn ich im Zug des Klarifizierens seiner Emotionen Worte wie »Enttäuschung«, »Kränkung«, »Hilflosigkeit« oder »Verschmelzung« benutzte, waren diese für Herrn Keppler als Bezeichnungen eigenen Erlebens neu. Auch über die Funktion seines Trinkens machte er sich anscheinend zum ersten Mal Gedanken. Er entwickelte eine gewisse Neugier auf sein psychisches Innenleben und auf seine Geschichte (hierin sicherlich mir folgend oder sich mit mir identifizierend).

Er zögerte wochenlang, mich nach einem Gegenstand zu fragen, der auf meinem Schreibtisch stand und den er von seiner Sitzposition aus nur undeutlich erkennen konnte. Auf meine Auskunft, dass das eine Uhr sei, reagierte er erleichtert, als hätte er nicht damit gerechnet, dass ich ihm überhaupt antworte. Ich deutete, dass sein Zögern, irgendetwas zu »berühren«, das mir gehöre, mich daran erinnere, dass seine Mutter sich von ihm auch nicht berühren lassen wollte und er die entsprechende Scheu anscheinend immer noch habe. Auf den Übertragungsaspekt reagierte er überhaupt nicht, aber es fielen ihm noch mehr Situationen ein, in denen ihn seine Mutter zurückgewiesen hatte.

Nachdem er einige Zeit von Arbeitslosengeld gelebt hatte, verordnete ihm das Arbeitsamt eine Weiterbildung in kaufmännischem Rechnen. Er kam mit den deutlich jüngeren Mitschülern, den desinteressierten Lehrern und der Arbeit am Computer nicht klar. Er fühlte sich immer mehr als Außenseiter, geriet in Verzweiflung über sein »Versagen« und seine »Dummheit« und fing wieder an zu trinken. Wir konnten in der Therapie seine aktuell erlebten affektiven Spannungen besprechen und auch mit seiner Vergangenheit in Verbindung bringen: dass niemand aus der Familie und auch kein Lehrer an seinem schulischen Fortkommen interessiert gewesen war, dass ihn niemand angehalten hatte, an etwas »dranzubleiben«, eine Ausdauer zu entwickeln, dass er seine Hilflosigkeit immer als seine eigene Dummheit und Schuld begriffen und dass der Druck, sich per Alkohol »zuzumachen«, Ähnlichkeit mit einem gekränkten »Eingeschnapptsein« hatte. Dies enthielt auch Wut darüber, dass er so alleingelassen wurde, und eine Umkehrung: Wenn ihr mich nicht wollt, will ich euch auch nicht! – Der »Saufdruck« ließ nach und Herr Keppler konnte wieder abstinent sein. Die Weiterbildung brach er ab.

Wenige Wochen später stieg seine aggressive Verzweiflung aber wieder an, und er wurde rückfällig, was ich zunächst nicht verstand. Irgendwann kam ich auf die Idee, dass er sich vielleicht vor mir schämte, und sprach dies an. Zunächst konnte er mit dem Wort nichts anfangen und konnte ein solches Gefühl auch nicht in sich »orten«. Über einige Umwege kamen wir zu seiner Übertragung, ich hätte von ihm erwartet, dass er den Kurs schaffe und gebildet werde, weil das in meinen Kreisen doch dazugehöre. Indem er das aussprach, kamen ihm Zweifel, und er fragte mich: »Sie erwarten das gar nicht von mir?«

»Nein, ich erwarte das nicht.«

Er kommentierte sichtlich erleichtert: »Aber das ist ja gut so!« Dann etwas traurig: »Ich hatte mich aber so angestrengt …«

»… um mir zu gefallen. Und ich habe es nicht mal bemerkt. Das muss Sie gekränkt haben.«

»Ja, ein bisschen. Aber besser ist, dass ich auch so für Sie okay bin.«

Jetzt, nachdem die aus seiner Sicht ängstigende Erwartung durch mich entspannt worden war, konnte er sagen, dass er sich vor meinem verächtlichen Blick gefürchtet hatte, den er aus seiner Kindheit von den Lehrern und auch von den Nachbarn kannte. Dieser Angst vor dem entwertenden Blick und dem Impuls, vor ihm zu fliehen oder »im Boden zu versinken«, konnten wir nun das Wort »Scham« zuordnen. Es wurde auch deutlicher, dass Herr Keppler sich wieder an einer vermuteten fremden Vorgabe orientiert hatte, so ähnlich, wie er sich an der Vorgabe von Mutter und Großmutter orientiert hatte, um den Nachbarn keinen Anlass zu übler Nachrede (bzw. Verachtung) zu geben. Er hörte wieder auf zu trinken, seine gereizte Stimmung nahm erneut ab und wich Gefühlen von Enttäuschung und Trauer darüber, dass er wohl nie »wie die andern« werden würde. Zugleich verstärkte sich seine Liebe zur Natur und er zog öfter mit einem Geologenhammer in die Umgebung, um »schöne Steine« zu suchen.

Etwas später gab es von einer alten Freundin, die ein Haus geerbt hatte, das Angebot, bei ihr einzuziehen und eine Art Wohngemeinschaft zu bilden. Herr Keppler willigte ein, freute sich darauf, im Haus »werkeln« zu können und auch den Garten zu gestalten. Einige Wochen lief es gut, es kam sogar zu sexuellen Kontakten, die er genoss. Als er aber merkte, dass die Freundin bestimmte Ordnungsvorstellungen hatte, nach denen er sich richten sollte, dass er nichts im Haus oder Garten tun sollte, ohne sie zu fragen, wurde er wieder hilflos, dann wütend und rückfällig.

In der Analyse kamen wir auf ein unaushaltbares Gefühl von »Demütigung«, das ihn wieder an die Mutter erinnerte und das er gegenüber der Freundin nicht ansprechen konnte. Auch die Übertragung auf mich spielte eine Rolle: Ich würde doch von ihm erwarten, dass er eine normale Beziehung führen könne, und er würde das auch von sich selbst erwarten. Als er im weiteren Verlauf merkte, dass mein Interesse an ihm nicht nachließ, auch wenn er sich meinen (vermuteten) Erwartungen nicht anpassen konnte, beruhigte er sich wieder und blieb nach dem letzten Rückfall stabil abstinent. Auch bezüglich seiner Beziehungsfähigkeit durchlief er eine Phase der Enttäuschung und Trauer, die zu seinem Auszug führte. Die Freundschaft blieb allerdings erhalten, was einen Fortschritt gegenüber früheren Beziehungsabbrüchen darstellte.

Wieder allein wohnend, stieg Herrn Kepplers Sensibilität gegenüber den Geräuschen der Nachbarn sprungartig an, ebenfalls seine Wut, wenn ihm Fahrradfahrer auf dem Gehweg begegneten oder Jugendliche in seiner Nähe laut Musik hörten. In der Therapie erarbeiteten wir, dass das alles für ihn bedeutete, dass diese Menschen »rücksichtslos ihr Ding durchziehen«, als seien andere Menschen und speziell er selbst gar nicht vorhanden, was ihn wiederum an die Gleichgültigkeit seiner Mutter ihm gegenüber erinnerte. Er realisierte, dass er seine Kindheitserfahrungen auf aktuell rücksichtslose Mitmenschen übertrug. Er realisierte auch, dass die frühen Missachtungen ihre Spuren in ihm hinterlassen hatten und dass diese Spuren, zum Beispiel seine Sehnsucht nach Annahme und seine Kränkung gegenüber Ignoranz, nie ganz verschwinden würden. Er realisierte: Ich bin so, Sehnsucht und Kränkung gehören zu mir als Folgen meiner Geschichte.

Indem Herr Keppler dies annahm, wurde er innerlich ruhig. Er sprach davon, »resignierter« zu sein, aber nicht mehr diese Leere und Getriebenheit zu spüren und seine ohnmächtige Wut nicht mehr als überwältigend zu erleben. Passend zu diesem Endstadium der Therapie wurde Herrn Keppler nach vielen psychiatrischen Begutachtungen seiner Arbeitsfähigkeit eine kleine EU-Rente genehmigt, die seinen Lebensbedarf sicherte. Er fand eine Gärtnerei, in der er ohne Bezahlung Unkraut jäten, umgraben und Blumen gießen konnte, was ihn zufrieden machte. Es freute ihn, mit dem Fahrrad in die Natur hinauszufahren, sich Pflanzen und Steine anzuschauen und sich dabei sicher zu fühlen. Er pflegte freundschaftliche Kontakte, ohne es zu nahe werden zu lassen. Er stellte fest, dass es ihm allein und ohne Druck, wenn auch mit einer leichten Traurigkeit, am besten ging.

Bezüglich der Gegenübertragung war es wichtig, auf vorgefasste Therapieziele sowie auf vorgefasste Modellvorstellungen, was wohl in Herrn Keppler vor sich gehe, zu verzichten. Das war anfangs schwierig, da seine eigenen bewussten Vorstellungen über Berufstätigkeit und Beziehungsfähigkeit und über eine bestimmte Selbsterziehung (nicht mehr so empfindlich sein,

> Nähe besser aushalten!) durchaus mit allgemein üblichen Vorstellungen übereinstimmten. Ich selbst dachte immer wieder, dass solche Ziele mit etwas psychotherapeutischer Hilfestellung durchaus erreichbar gewesen wären. Erst mit der Zeit merkte ich, dass ich mir selbst und ihm bei der Suche nach seinem »Eigenen« am besten diente, wenn ich einfach nur interessiert-zugewandt und neugierig auf seinen Entwicklungsweg blieb und auf die Metaphern, Erklärungen und Modellvorstellungen, die sich ergeben würden.

Das Finden der Elemente des »wahren Selbst«, das Festhalten und Wertschätzen des bereits vorhandenen Authentischen (wie der Musik bei Herrn Lutz) ist sozusagen der positive oder produktive Aspekt der Suchttherapie. Dieser kann sich aber nicht entfalten, wenn nicht zuvor oder parallel die Hindernisse einer affektiven Selbstwahrnehmung in Gestalt der verleugnenden Sucht beseitigt oder zumindest verkleinert werden. Das ist der »negative« oder »verneinende« Aspekt der Suchttherapie.

Abhängigkeit: Raum gewinnen gegen den Suchtdruck

Der erste Schritt der psychischen Raumgewinnung gegenüber dem Suchtdruck besteht darin, den Rausch bzw. die Intoxikation aus der gemeinsam verbrachten Therapiezeit herauszuhalten. Die Begründung gegenüber dem Patienten besteht darin, dass ich als Therapeut nicht sicher sein kann, ob der berauschte Patient mich kognitiv und emotional verstehen kann. Ich kann auch nicht sicher sein, vom Patienten jene Informationen zu bekommen, die ich brauche. So kann ich vielleicht nicht erkennen, ob er etwas nicht weiß oder ob der Rausch es ihn hat vergessen lassen. Ich kann nicht erkennen, wie stark seine Abwehr ist, wenn sie im Rausch unterlaufen wird. Ich erinnere mich an einen Patienten, der zu einem der Vorgespräche betrunken erschien und in dieser Stunde ganz andere, viel weniger der Beschönigung unterliegende Erlebnisse seiner Kindheit berichtete als in den nüchternen Sitzungen. Er erinnerte sich in den folgenden Sitzungen durchaus an das, was er betrunken erzählt hatte, und stellte dessen Wahrheit nicht in Abrede – trotzdem blieb es affektiv unzugänglich, weil es einem anderen Geisteszustand angehörte. Unsere Kommunikation in der Psychotherapie ist dann eben nicht verlässlich. Wir brauchen aber das Gefühl einer sicheren Kommunikation. Daher ist *meine* Bedingung, wenn ich mich auf den Patienten einlassen soll, dass er nüchtern zu den Sitzungen erscheint.

Wenn man gemeinsam den Sinn der Sucht auch rekonstruktiv verstanden hat, wenn eine im Wesentlichen vertrauensvolle therapeutische Beziehung besteht, wozu unter anderem gehört, dass die negative Anfangsübertragung abgeschwächt ist und der Therapeut mit seiner Gegenübertragung zurechtkommt, dann wird es wichtig, sich mit der Frage weiter gehender Suchtmittelabstinenz zu befassen. Vorher ist dies, wie oben bereits ausgeführt, sinnlos.

Die Begründung für ein weitgehend abstinentes Leben ist die, dass die Affekte, zu deren Verleugnung die Sucht dient, auftreten müssen, um erkannt und verstanden (und längerfristig bewältigt) zu werden. Die Patientinnen und Patienten müssen sich darauf einlassen, diese schwer erträglichen Gefühle eine Zeit lang auszuhalten und über diese Erfahrung in der Therapie zu berichten. Der Therapeut kann sagen: »Ich möchte, dass Ihre Gefühle hier in die Therapie kommen. Das geht nicht, wenn Sie sie immer wieder wegmachen. Dann funktioniert unsere Therapie nicht!«

Beim Eintritt in diesen Abschnitt der Therapie ist es hilfreich, dass vorher schon öfter über Emotionen gesprochen wurde, also ein Ansatz von Affektdifferenzierung besteht. Leichter wird die Konfrontation mit den übermächtigen Affekten für den Patienten dadurch, dass er sie »geplant« in den Fokus nimmt und bei ihrer Beobachtung (»awareness«) den Therapeuten »im Rücken« spürt. Dieses gleichsam experimentelle Vorgehen ermöglicht schon ein Stück Distanzierung. Zu wissen, dass die nächste Therapiesitzung kommt, dass der Therapeut sicher zur Verfügung steht, und zu glauben, dass er bei der Regulation der Affekte helfen kann, fördert darüber hinaus, die Affekt- und Frustrationsangst auszuhalten.

Bei bestimmten Patienten, die sich gut auf die Therapie eingelassen haben, introspektiv über ihre Gefühle berichten können und auch quälende Affekte ohne Betäubung aushalten, können Therapeut und Patient zu der Auffassung kommen, dass die Therapie durch einen leichten Suchtmittelgebrauch (der Joint am Wochenende, zwei Bier gelegentlich in der Kneipe) nicht behindert wird und »totale« Abstinenz nicht sein muss.

Herr Lutz behielt die ganze Therapie hindurch ein gewisses, im Lauf der Zeit stark abnehmendes Maß an Alkoholkonsum bei. In seiner »Szene« war es üblich, sich abends und nachts in Klubs und Bars zu treffen und stundenlang über Gott und die Welt zu reden, während man Bier und Cocktails trank. Auf diese Art der Geselligkeit wollte er nicht verzichten.

Zu Beginn der Therapie gab es noch »Besäufnisse« mit »Filmrissen«, nach denen Herr Lutz sich nicht mehr erinnern konnte, was ab einem bestimmten Zeitpunkt passiert war. Er berichtete darüber, und wir konnten jedes Mal herausfinden, dass irgendeine Art von Ohnmachts- oder Wertlosigkeitsgefühl vorher seine Gedanken beherrscht hatte, irgendein Konflikt mit einem Kumpel aus der Band oder mit der »Chefin«, den er nicht lösen konnte. Die Funktion des Suchtmittels wurde deutlich. Die Frequenz der betrunken verbrachten Abende und die Intensität des Trinkens nahmen ab (es gab auch keine »Filmrisse« mehr).

Herr Lutz realisierte, dass er nie ohne affektiven Grund trank, und dieser Gedanke beschäftigte ihn zunehmend während des Trinkens. Er fragte sich: »Was ist los? Warum musst du jetzt dieses vierte Bier trinken, was zieht dich da hin? Vor welchem Gefühl haust du ab?« Es kostete ihn dennoch eine bewusste Willensanstrengung, nicht mehr als drei Gläser Bier am Abend zu trinken und dann auf Mineralwasser umzusteigen, um den Automatismus des Weitertrinkens zu durchbrechen. Das gelang ihm, und nach einigen Monaten »kontrollierten« Trinkens berichtete er, dass er sich nicht mehr immer bewusst an die Grenze der »drei Biere« erinnern müsse, sondern deutlich spüre, wann es genug sei (manchmal nach einem, manchmal nach vieren) bzw. er keine Lust mehr habe, und sich meistens auch danach richten könne. (Wenn er gelegentlich die gespürte innere Grenze bewusst überschritt, hatte das immer mit einem Anflug von Selbsthass zu tun.)

Ich betonte dieses Spüren als sein eigenes inneres Maß und dass ihm sein Körper mit diesem Signal helfe und dass er sich auf ihn verlassen könne. In der Folge nahm das Trinken noch weiter ab, und gegen Ende der Therapie sagte Herr Lutz einmal, dass er nie wieder trinken können werde wie früher. Es habe für ihn eine Bedeutung bekommen, nämlich die einer

> Notmaßnahme, die ihn an sein früheres, das heißt einsames und verzweifeltes Ich erinnere. Diese Bedeutung würde immer mitschwingen und lasse ihm das Saufen »einfach so«, aus Langeweile oder weil es halt zum Zusammensein dazugehöre, als »Blödheit« erscheinen.
>
> Ich selbst hatte nie den Eindruck, dass sein Trinken die Therapie behinderte (bis auf zwei oder drei Gelegenheiten, bei denen er verkatert in die Sitzung gekommen war). Herr Lutz entwickelte sich progredient, entwickelte eine eigene Haltung zu seiner süchtigen Abwehr, und ich hielt es nicht für nötig, die Alkoholabstinenz zu einem therapeutischen Fetisch zu erheben.

Die meisten Patienten und Patientinnen brauchen allerdings die Erfahrung eines gänzlich abstinenten Lebens über einen längeren Zeitraum, um sich selbst in diesem Modus ausreichend kennenzulernen, um Affekttoleranz entwickeln zu können, um die Erfahrung von Selbstwirksamkeit zu machen, einen basalen Selbstwert entstehen zu lassen und um die Möglichkeit überhaupt erst herzustellen, sich später bewusst für oder gegen einen weiteren Suchtmittelgebrauch zu entscheiden. Die Therapie bietet den Schutz für dieses Selbstexperiment.

Wie die Abstinenz im Einzelfall zu bewerkstelligen ist, ist zu einem guten Teil »Verhandlungssache«. Zunächst ist klar, dass die Abstinenz nur für den Zeitraum der Therapie vereinbart werden kann. Nach der Therapie muss der Patient selbst über sein weiteres Leben entscheiden. Psychotherapie ist keine Selbsthilfegruppe. Gelöbnisse der Art, dass man nie wieder Alkohol anrühren wolle, gehören nicht in ihren Rahmen. Man muss sich eher gemeinsam darum kümmern, dass das Projekt realistisch genug geplant wird, damit es auch gelingen kann. Ich tendiere bei längerfristigen Vereinbarungen zum Beispiel dazu, die Therapieferien aus der Vereinbarung herauszunehmen. Wenn der Patient sich eine längerfristige Abstinenz noch nicht zutraut, treffen wir Vereinbarungen von Woche zu Woche oder von Sitzung zu Sitzung. Dann wird in jeder Sitzung besprochen, wie schwer oder leicht es gefallen ist, die Vereinbarung einzuhalten, welche Gefühle aufgetreten sind und in welchen Situationen der Suchtdruck besonders groß war.

Sollte der Patient die Vereinbarung nicht hat einhalten können, sprechen wir darüber, was es unmöglich gemacht hat, und überlegen, wie wir weiter damit umgehen. Es kann auch sein, dass der Patient für den Sprung in die Abstinenz mehr Hilfe braucht, eine tägliche Betreuung, Tagesstruktur oder ein Trainingsprogramm. Dann wird über eine Entziehungs- und/oder Entwöhnungskur gesprochen und die Therapie gegebenenfalls für die Zeit der Kur unterbrochen.

Wie auch immer der Patient zu seiner Abstinenz kommt: Wichtig ist, dass der Therapeut zu einem Teil die Verantwortung für das Gelingen der *gemeinsam* getroffenen Vereinbarung übernimmt und geduldig in diese Richtung »drängt«. Das Ringen um die Abstinenz ist bei einer Reihe von Patienten *die* Krise bzw. *die* Entscheidungsphase der Therapie. Der Therapeut stellt sich dem Abwehrmechanismus der Suchtmittelfetischisierung in den Weg und sagt: »Ich weiß, dass Sie das auch anders können! Entscheiden Sie sich zwischen dem, was ich Ihnen zutraue, und der Droge!« Er sagt auch: »Sie sind mir wichtig, und ich will, dass diese Therapie funktioniert, und das tut sie nur, wenn Sie sich an die Abstinenzvereinbarung halten.« Der psychoanalytische oder tiefenpsychologische Therapeut bietet dem süchtigen Patienten eine Beziehung an als Alternative zur Sucht. Der Patient hat keine Garantie, dass das funktioniert (sonst wäre es ja auch keine echte Entscheidung), aber er hat eine gute Chance.

Tritt der Patient in die Abstinenz ein, dann ist außer möglichen Entzugserscheinungen (für die klinische oder ambulante Hilfe in Anspruch genommen werden kann) mit Phasen verstärkter Suchtmittelgier, verstärkter Initialverstimmung und passageren Angstsymptomen wie Schlaflosigkeit, Unruhe etc. zu rechnen. Der Verzicht ist schließlich auch ein Verlust. Die Symptome können mit den bereits bekannten therapeutischen Mitteln bearbeitet werden.

In emotionalen Krisensituationen muss mit Rückfällen gerechnet werden. Sollten sie nicht weniger werden, sind sie auch als Widerstandssymptome in Betracht zu ziehen und als solche zu handhaben. Therapeuten und Therapeutinnen können zum Beispiel ihre Hilflosigkeit und ihren Ärger zeigen und dem Patienten damit deutlich machen, welche Macht er in der Beziehung hat: »Sie lassen mich auflaufen, das macht mich hilflos und gelähmt.

Das will ich nicht aushalten und es macht mich ärgerlich. Ich werde es nicht weiter zulassen. Wenn Sie sich nicht bewegen, kann ich Sie nicht schieben.« Wenn sich trotzdem nichts ändert, ist eine Unterbrechung oder der Abbruch der Therapie ins Auge zu fassen. Dem Patienten muss die Ernsthaftigkeit dieser Alternative klar werden.

Patienten lassen sich auf unterschiedliche Weise auf die psychotherapeutische Arbeit unter Abstinenzbedingungen ein. Für den einen stellen die Bedingungen kein Problem dar, da seine süchtige Gier in dem Maß, in dem er seine Affekte einbringen kann, seine Initialverstimmung besser versteht und den Therapeuten als haltend erlebt, die Gier von allein nachlässt und damit handhabbar wird. Ein anderer Patient akzeptiert die Bedingungen gemäß seiner Fügsamkeit und legt einen beflissenen Eifer an den Tag. Ein weiterer Patient verortet gemäß seiner Überantwortungsabwehr den Druck in Richtung Abstinenz allein beim Therapeuten und beugt sich widerstrebend »dessen« Bedingungen. Ein vierter fordert vom Therapeuten, die dominante Rolle einzunehmen und ihm den Suchtmittelkonsum explizit und rituell wiederholt zu verbieten, damit er etwas habe, woran er sich halten könne. Es ist nichts dagegen einzuwenden, dass der Therapeut diesem Ansinnen folgt, da beide wissen, dass es sich um die inszenierte Übernahme der Rolle des Über-Ich handelt, solange und nur solange der Patient sich mit dieser Instanz noch nicht vollständig identifizieren kann.

Über-Ich, therapeutische Identifikation und das Bild vom eigenen Selbst

Ein Über-Ich, das bestimmte soziale Verbindlichkeiten und Regeln in die eigene Regie übernehmen und sich dafür verantwortlich erklären kann, ein Über-Ich, das auch vom anderen Respekt für die eigene Person einfordern kann, entsteht durch die Identifikation mit einem geliebten Objekt, das diese Werte vertritt, im Fall der psychoanalytischen oder tiefenpsychologischen Therapie mit dem Therapeuten oder der Therapeutin. Der Identifikation geht voraus, dass der Patient oder die Patientin im Lauf der Therapie eine Zuneigung gegenüber dem Therapeuten entwickelt hat, ein

Gefühl, dass dieser wichtig für das eigene Leben ist. Weiterhin geht voraus, dass die Patienten an ihren Therapeuten bestimmte Verhaltensweisen und Eigenschaften wahrgenommen haben, die guttun und daher gut sind. Angesichts des Sozialisationshintergrundes eines Süchtigen handelt es sich dabei besonders um die individuelle Zuwendung und Wertschätzung des Selbst des Süchtigen, um die Verbindlichkeit und Konstanz der Zuwendung sowie um das Halt und Sicherheit vermittelnde Bestehen auf bestimmten Regeln und gemeinsamen Abmachungen.

> In der kritischen Phase seiner Therapie teilte Herr Keppler mir einmal vorsichtig, aber durchaus nicht schuldbewusst mit, dass er zwei Monate vorher einen schweren Alkoholrückfall gehabt und ihn mir verschwiegen habe, obwohl wir vereinbart hatten, dass ein Rückfall und seine näheren Umstände umgehend in der Therapie besprochen werden sollten. Ich war sehr enttäuscht, weil ich nicht mehr wusste, ob ich Herrn Keppler noch vertrauen konnte, zumal das der dritte Rückfall innerhalb eines halben Jahres war und ich das Gefühl bekam, dass die Therapie zwecklos wäre. Das teilte ich ihm auch mit und sagte, dass ich die Therapie unterbrechen wolle und es noch eine weitere Sitzung geben werde, um die Gründe und Modalitäten der Unterbrechung zu besprechen.
>
> In dieser Sitzung machte Herr Keppler einen verlegenen und geradezu verwirrten Eindruck. Er berichtete, dass er schon befürchtet habe, dass ich bei Mitteilung des Rückfalls die Therapie abbrechen würde, deshalb habe er den Rückfall so lange verschwiegen. Er habe eine gewisse Angst davor, ohne Therapie zu leben, es habe aber auch etwas Reizvolles, weil er dann wieder »saufen« könne. Was ihn aber sehr wundere und was er gar nicht von sich kenne, sei, dass ihn mein enttäuschter Gesichtsausdruck so getroffen habe. Ein genaueres Nachfragen ergab, dass ihm nicht klar gewesen war, dass sein Verhalten eine solche emotionale Wirkung auf mich haben könne und dass meine Enttäuschung oder mein Schmerz ihn sich so schlecht bzw. schuldig fühlen gelassen habe. Dann betonte er noch einmal, dass er die Therapie fortsetzen wolle. Ich überlegte eine Weile und stimmte dann zu, weil ich den Eindruck (und die Hoffnung) hatte, dass die Bindung zwischen uns jetzt halten

> könne. Und tatsächlich war das der letzte Rückfall gewesen; Herr Keppler lebt inzwischen seit einigen Jahren abstinent.
>
> Was er sich allerdings wünschte, war, dass ich ihm fortan in jeder Sitzung das Versprechen der Abstinenz abnehmen solle und er mir in jeder folgenden bestätigen wolle, dass er das Versprechen gehalten habe. Ich weigerte mich, da ich den Eindruck hatte, dass er mir damit Verantwortung zuschob, die er auch selbst übernehmen konnte. Daraufhin entschloss er sich, dieses Versprechen sich selbst abzunehmen und mir jeweils mitzuteilen, ob er es eingehalten habe. Er begann ab da jede Sitzung mit der rituellen Feststellung: »Nichts getrunken!«, was ich mit einem Kopfnicken quittierte. Damit erfüllte ich eine deutlich abgeschwächte (aber immer noch bestehende) Funktion als Hilfs-Über-Ich und das Ritual enthielt die Vergewisserung über unsere weiterhin bestehende emotionale Bindung.

Eine solche Zuneigungsbindung ist die Bedingung für die später folgende und besonders bei Therapieende wichtig werdende Identifikation, in welcher der Patient bestimmte libidinös besetzte Anteile des Therapeuten in sich aufnimmt und zu eigen macht. »Wir wollen gefressen werden«, antwortete Winnicott einmal auf die Frage, was Analytiker bei und nach erfolgter Therapie von ihren Patienten erwarten.

Die Behandlung eines strukturell gestörten Süchtigen zeigt die Wichtigkeit eines ausreichend lang und ausreichend intensiv wirkenden therapeutischen Objekts sowie dessen Repräsentanzbildung und Verinnerlichung (auch im Über-Ich) als Gegengewicht zur Repräsentanz und inneren Wirkung der ursprünglichen versagenden Objekte (ohne dass man der Illusion verfallen müsste, dass diese und das mit ihnen Erlebte ausgelöscht werden könnte). Darüber hinaus verdeutlicht die Betrachtung der Behandlung die Wichtigkeit der Bildung einer »sekundären Identität«. Damit ist die Identitätsbildung im Patienten als *Folge* einer intensiven analytischen Psychotherapie gemeint. Durch die Stärkung des individuellen Selbst und die Bildung einer eigenen Narration der eigenen Geschichte in Begleitung eines bestätigenden Zeugen (des Therapeuten) wird das ursprüngliche, als defizitär und negativ erlebte Selbstbild ergänzt bzw. das unentschiedene, schwebende Selbstbild zum Positiven verschoben und gefestigt:

Ich bin der, dem das alles geschehen ist und der darauf in einer bestimmten, selbstrettenden, aber auch selbstschädigenden Weise reagiert hat und dies jetzt weiß und damit umgeht.

Für psychoanalytische Theoretiker mag sich hier wieder die lang diskutierte Frage stellen, ob der therapeutische Prozess nun eine Änderung der Grundstruktur der Persönlichkeit bewirkt oder nicht. Ich würde antworten: Ja und Nein. Nein, weil die frühen psychischen Verletzungen und Defizite sowie die darauf reagierenden spontanen Abwehroperationen so tief eingespurt sind, dass sie bleiben, und der Psyche nichts anderes übrig bleibt, als sie zu akzeptieren und mit ihnen umzugehen. Ja, weil die Etablierung hilfreicher Objektrepräsentanzen und eines positiven Selbstbildes Elemente zur Ausgangsstruktur hinzufügt und damit die psychodynamische Gesamtkräfteverteilung im Patienten (und sei es nur leicht) verschiebt.

Zeitlicher Verlauf und Ablösung

Aus dem bisher Gesagten dürfte deutlich geworden sein, dass eine psychoanalytische oder tiefenpsychologische Therapie einer süchtigen Persönlichkeitsstörung mit haltbarem gutem Ergebnis lange dauert. Das liegt schon allein am langwierigen Prozess des Beziehungsaufbaus. Die meisten Therapien im ambulanten Setting, die ich kenne, dauerten zwischen vier und sieben Jahren. Ich habe gute Erfahrungen mit einem »slow opening« gemacht, also mit einer Sitzung pro Woche, bis der Therapeut ein basales Verständnis der Geschichte und Psychodynamik des Patienten entwickelt hat und beim Patienten eine elementare Affektkenntnis und -differenzierung besteht. Der Therapeut sollte mit der persönlichen Art des Patienten, mit dessen Übertragung und der eigenen Gegenübertragung umgehen können, und beide sollten sich ihrer Motivation sicher genug sein, bevor sie in den intensiveren Übertragungs-Gegenübertragungs-Prozess und in eine Arbeit unter Abstinenzbedingungen mit zwei oder drei Sitzungen in der Woche einsteigen.

Es kann dabei zu Unterbrechungen kommen (etwa durch Rückfälle oder eine Entwöhnungsbehandlung), was nicht ungünstig sein muss, wenn die persönliche Kontinuität gewahrt bleibt.

Manchmal können Pausen der Psyche des Patienten dazu dienen, sich von der Anstrengung der Therapie zu erholen oder die erhaltenen Anstöße zu verarbeiten. Auch eine fraktionierte Therapie (zwei oder mehr Therapieabschnitte mit längeren Pausen dazwischen) kann gelingen, was vielleicht wichtig ist für tiefenpsychologische Therapeutinnen und Therapeuten, denen von den Krankenkassen weniger Stunden pro Therapie genehmigt werden.

Im letzten Viertel der Therapie wechsle ich meistens wieder auf die »Einer-Frequenz«, um die Separation vorzubereiten: Der Patient soll sich selbstständiger in seinem Lebensumfeld bewegen und dabei aber noch genug Anbindung haben, um Verunsicherungen und Ängsten standhalten und sie durcharbeiten zu können. Wenn die Trennung näher rückt, wächst bei vielen Patienten die Angst. Die Trennung erinnert sie an ihre adoleszente Separation, die nicht gelingen konnte und mit der Initialverstimmung und dem süchtigen Verlangen assoziiert ist. Wie bei vielen anderen psychoanalytisch behandelten Krankheiten kann somit vor dem Ende die Anfangssymptomatik noch einmal aufflammen. Hier heißt es, geduldig die Affekte abermals zu besprechen, der Selbstentwertung entgegenzutreten und auf das bereits Erarbeitete zu bauen.

Helfen kann auch, die anstehende Trennung in den Sitzungen zu imaginieren und der vorwegnehmenden Trauer mit ihren Wut-, Verlassenheits- und schließlich Akzeptanzgefühlen Raum zu geben. Der Therapeut kann sein Zutrauen signalisieren und zugleich die Möglichkeit der Rückkehr und der Objektvergewisserung anbieten. Die Ablösungsprozesse der Adoleszenz können dabei als Vorbild dienen, bei denen die Jugendlichen schon weitgehend selbstständig leben, aber das Gefühl brauchen, bei Bedarf noch einmal Rückendeckung zu bekommen. Entsprechend vereinbare ich am Ende der Therapie oft einige Sitzungen mit mehrwöchigem oder -monatlichem Abstand.

Was die Suchtmittel betrifft, so rate ich den abstinenten Patienten, die Abstinenz noch circa ein Jahr nach der letzten Sitzung aufrechtzuerhalten und dann erst zu entscheiden, ob sie einen begrenzten Gebrauch probieren wollen oder lieber nicht. Gelegentlich gibt es jenen Süchtigen, von dem beide Seiten wissen, dass er ohne regelmäßig wiederholende Objekt-Vergewisserung rückfällig werden würde (Herr Keppler ist ein solcher Fall). Ihm biete ich eine Anbindung in Gestalt 14-täglicher oder monatlicher

Termine an. Wenn der Patient kein anderes wichtiges Objekt findet, das diese Funktion übernehmen kann, bleibt ein gleichsam lebenslanger Kontakt.

Bei den meisten Patientinnen und Patienten erhält sich irgendeine Art von Suchtrest, ähnlich wie bei einem Depressiven auch nach der Therapie eine Neigung zu Traurigkeit oder Resignation bleibt oder bei einem Zwanghaften eine Neigung zu Ordnung und Affektisolation. Dieser Rest kann so aussehen, dass es bei starken affektiven Problemen zu einem kleineren Rückfall kommt, oder so, dass die alkoholische Rauschsucht mit Kontrollverlust zwar aufgehört hat, die süchtige Person ihre parallel bestehende Nikotinsucht als Pegelsucht aber beibehält, weil sie diese künstliche Selbst-Stütze weiterhin braucht. Ein Patient von mir, alleinstehender Rechtsanwalt, begann ungefähr ein Jahr nach Ende der Therapie damit, alle paar Abende ganz bewusst und kontrolliert ein bis zwei Bier zu trinken und dabei drei Zigaretten zu rauchen, weil ihm manchmal der Übergang von der Betriebsamkeit seiner Kanzlei zur Einsamkeit zu Hause zu schaffen machte und er die dann auftretenden Verlorenheits- und Versagensgefühle abdämpfen wollte. Andere mit einer süchtigen Persönlichkeitsstörung leben zwar abstinent, leiden aber weiter unter einer gewissen Selbstunsicherheit oder Verletzlichkeit und tendieren dazu, sich Objekte zu suchen, die ihnen Führung geben sollen.

Schlussbemerkung: Probleme mit der Gegenübertragung

Psychotherapeutinnen und -therapeuten, die schwer Süchtige behandeln, klagen ja oft, wie schon in der Einleitung gesagt wurde, über die maßlose Begehrlichkeit dieser Patientinnen und Patienten, über die Unveränderlichkeit ihres selbstdestruktiven Verhaltens und über ihre Unehrlichkeit im Kontext dieses Verhaltens. Die vorausgegangenen Kapitel sollten zeigen, dass das süchtige Verlangen als Teil eines Abwehrsystems einen Rettungsversuch für das brüchige Selbst der Kranken darstellt, und zwar oft den einzigen Rettungsversuch, den sie kennen. In dem maßlosen Begehren nach dem Suchtmittel oder nach allem, was die Initialverstimmung und die Selbstschwäche kurzfristig mildern kann, steckt die tiefe Verzweiflung der ziellosen Gier nach dem unerreichbaren Objekt. Daher sollten Psychotherapeuten über die Hartnäckigkeit, mit der an der Sucht festgehalten wird, auch wenn sie langfristig selbstdestruktiv ist, nicht verwundert sein oder gekränkt darüber, dass sie selbst mit ihrem Therapieangebot nicht automatisch attraktiver sind als eine Droge.

Die Lügen und Betrügereien von Süchtigen dienen in der Regel dazu, an das psychisch überlebensnotwendige Suchtmittel heranzukommen oder eine Wegnahme zu verhindern. Ehrlichkeit kann nur von einem Menschen erwartet werden, der ein über Objektvertrauen erworbenes eigenes Über-Ich besitzt und Verantwortung für sein separiertes Selbst übernehmen kann. Für einen Süchtigen, der sich grundsätzlich mächtigen und funktionalisierenden Objekten ausgeliefert fühlt, ist Unehrlichkeit oft ein Schlupfloch, um sich deren Zugriff ein wenig zu entziehen. Woher soll er wissen, dass der Therapeut kein solches Objekt ist?

Wenn Therapeuten im Gesprächskontakt mit Süchtigen das Ausbleiben eines Nähegefühls feststellen, wenn sie den Eindruck haben, wie ein Ding behandelt zu werden, dann erleben sie die Übertragung eines unbezogenen Objekts. Auch das Lähmende, Einschläfernde, die »Trance« (Wurmser, 2008, S. 157), die sie während vieler Sitzungen spüren, zeugt von der Wiederholung von Kindheitssituationen, in denen der Patient seine eigenen Affekte nicht wahrnehmen oder nicht einbringen durfte und sich stattdessen der Stimmung des dominanten Objekts anpassen oder seinen Vorgaben folgen musste. In einer Psychotherapie, in welcher der Therapeut keine Vorgaben macht, auf die der Patient reagieren kann, kommt es logischerweise immer wieder zu Stillstand und Langeweile. Ein aktiverer Stil mit (offen formulierten) Fragen und Themenangeboten hilft beiden weiter.

Léon Wurmser berichtet aus der Therapie mit einer Suchtpatientin (»Gwen«), die in einer familiären Atmosphäre permanenter Missachtung und Entwertung aufgewachsen ist, diese Entwertung als gnadenlosen »inneren Richter« introjiziert hat und in der Therapie die entwertenden Objekte mit großer Intensität auf den Therapeuten (Wurmser) überträgt (ebd., S. 152–155). Sie ist fest davon überzeugt, dass der Therapeut sie für dumm halte und verachte, und klagt ihn dafür an. Sie kann das nicht als ihre eigene Übertragung oder Projektion erkennen, sondern hält es für absolut wahr. Der Therapeut beklagt sich ihr gegenüber, dass sie seine positive Zugewandtheit und seine klärenden Deutungen nicht annehme:

> »[…] wenn Sie alles anzweifeln, was ich sage, und in den Schmutz ziehen und ins Gegenteil verdrehen. Alles wird zu einem sadomasochistischen Gestreite und darüber bin ich traurig […], denn ich habe gehofft, ich könnte Ihnen helfen, darüber zu reflektieren, über den Sadomasochismus und die Absolutheit […].« Er fragt sie: »Warum sind Sie so versessen darauf, mit mir die ganze Zeit zu streiten?« Sie antwortet und nimmt dabei Bezug auf die Hoffnung, die sie anfänglich in die Therapie setzte und die sie dann mit Wucht erfassenden Übertragungsaffekte: »Das ist eine gute Frage. Weil ich wütend bin. […] Vorher hatte ich ganz hohe Erwartungen, dass ich etwas auflösen kann. Dann geschah genau das Gegenteil; dass ich in diese Hölle stürzte, in diesen Albtraum […]. Ich weiß nicht, warum Sie es als Streiten auffassen« (ebd., S. 154).

Der letzte Satz ist interessant, denn er zeigt, dass die Patientin ihr Wütendsein als ein beziehungsloses auffasst. Sie geht in ihrer Übertragung davon aus, dass ihr Gegenüber indifferent ist und ihre Wut bei ihm keine Wirkung erzeugt, während das Wort »Streiten«, das der Therapeut einführt, für sie etwas mit gegenseitiger Einwirkung zu tun hat. Wurmser scheint während der ganzen Szene die Übertragung eines unempathischen, unerreichbaren übermächtigen Objekts nicht zu erkennen bzw. sich dagegen zu wehren, statt, wie es seit einiger Zeit technisch empfohlen wird, die Übertragung im Sinne einer »Rollenübernahme« oder eines »Arbeitens *in* der Übertragung« zunächst einmal anzunehmen, um sie von innen heraus zu verstehen und dann mit der Aufklärung und Relativierung des inneren Objekterlebens der Patientin einsetzen zu können.

Es wäre verständlich, wenn sich das Unbewusste eines Psychotherapeuten, der sich in der Rolle des hilfreich Verstehenden sieht, sträuben würde, die Rolle eines kalten und mächtigen Objekts zu übernehmen. Es wäre aber auch allzu verständlich, wenn das Unbewusste in der Gegenübertragung einen Widerstand entwickeln würde, die panische Verlassenheit eines passiv ausgelieferten Kindes und die Selbstverachtung eines ungeliebten Kindes nachempfinden zu müssen. Der Versuch, die süchtige Frühstörung imaginativ zu begreifen, rührt an eigene quälende Kindheitserinnerungen, die vielleicht besser vergessen bleiben. Daher neigen wir als psychoanalytisch arbeitende Psychotherapeuten oft dazu, Suchtkranken psychische Motive zu unterstellen, die uns vertrauter sind, die uns weniger ängstigen. Ihren hilflosen Übertragungszorn halten wir dann eher für einen analen, sadomasochistischen Machtkampf, ihre unstillbare Gier eher für eine verschobene Form intensiver ödipaler Eifersucht (vgl. ebd., S. 150f.).

Wir tendieren bei ihren Rückfällen und Lügen auch dazu, normozentrisch von der Selbstverantwortlichkeit und Selbstkontrolle einer vollständig ausgebildeten und separierten Psyche auszugehen, und sind enttäuscht oder empört über das, was wir uns nur als bewussten aggressiven Widerstand vorstellen mögen. Unser Gegen-Widerstand reagiert auf diese Gegenübertragungsaffekte oft mit Müdigkeit und Verdrossenheit, besonders auf unsere Hilflosigkeit, wenn wir merken, dass unsere Vorstellungen und Konzepte nicht greifen.

Im Hintergrund unserer affektiven Gegenübertragung stehen der Akzeptanz der Andersartigkeit der Persönlichkeitsgestaltung von Süchtigen und dem Zugang dazu wahrscheinlich auch die anfangs geschilderten, über die Jahrhunderte selbstverständlich gewordenen (protestantischen) Verachtungsaffekte und Ausstoßungsimpulse entgegen, die Individuen gelten, die sich nicht selbst beherrschen und ihre Taten öffentlich verantworten können. Möglicherweise steht bezüglich der Sucht für die etablierten Psychotherapierichtungen noch ein ähnlicher Annäherungsprozess an, wie er in den vergangenen zwanzig Jahren gegenüber den Borderlineerkrankungen erfolgte.

Zur Überwindung der Berührungsfurcht könnten die Überlegungen hilfreich sein, dass es sich bei der Sucht, nicht anders als bei anderen psychischen Krankheiten, um das Ergebnis früher affektiver Interaktionen und innerer Abwehrbildungen zur Sicherung des psychischen Überlebens handelt. Diese Sicherung ist über lange Zeit und in weiten Teilen gelungen. Die Abwehr durch Handhabung affektverändernder Mittel hat den gleichen psychischen Nutzen und moralischen Wert wie Abwehren, zu denen zum Beispiel soziale Rückzüge, Zwangshandlungen oder aggressives Einwirken auf Objekte gehören. Die süchtige Abwehr hat an der Herausbildung einer psychischen Struktur mitgewirkt bzw. ist Teil einer solchen Struktur, die, auch wieder nicht anders als die anderen psychischen Strukturen, nicht grundsätzlich geändert werden kann, ohne die Identität des Menschen zu zerstören. Daher geht es bei der psychoanalytischen und tiefenpsychologischen Therapie der Sucht, sei es als Symptom oder als umfassende strukturelle Störung, »lediglich« darum, dem Süchtigen dabei zu helfen, seine psychische Struktur zu verstehen (was nicht so leicht ist), zu akzeptieren und so mit ihr umzugehen, dass er ein erträgliches und subjektiv sinnvolles Leben ohne Selbsthass und Selbstzerstörung mit ihr führen kann.

Diese Aufgabe ist sowohl lösbar als auch lohnend. Dabei kann es für Therapeutinnen und Therapeuten interessant und befriedigend sein, sich mit ihrem Verstand und ihren Emotionen auf die anfangs oft fremd wirkenden Psychodynamiken einzulassen, im Zuge dessen nicht nur die eigenen Widerstände dagegen, sondern auch die eigenen Resonanzen darauf kennenzulernen und nicht zuletzt mit deren Hilfe an der inneren Entwicklung der Patientinnen und Patienten mitzuwirken.

Literatur

Abraham, K. (1908). Die psychologischen Beziehungen zwischen Sexualität und Alkoholismus. In J. Cremerius (Hrsg.), *Karl Abraham. Schriften zur Theorie und Anwendung der Psychoanalyse. Eine Auswahl* (S. 29–36). Frankfurt/M.: Athenäum, 1972.

Bateman, A.W. & Fonagy, P. (2004). *Psychotherapie der Borderline-Persönlichkeitsstörung. Ein mentalisierungsgestütztes Behandlungskonzept.* Gießen: Psychosozial, 2014.

Bejerot, N. (1972). A theory of addiction as an artificially induced drive. *American Journal for Psychiatry, 128*(7), 842–846.

Bergler, E. (1936). Zur Psychologie des Hasardspielers. *Imago, 22*, 409–441.

Bering, R., Fischer, G. & Reddemann, L. (2008). Psychodynamische Traumatherapie und Suchtbehandlung. In K.W. Bilitza (2008b). (Hrsg.), *Psychotherapie der Sucht. Psychoanalytische Beiträge zur Praxis* (S. 191–208). Göttingen: Vandenhoeck & Ruprecht.

Bilitza, K.W. (2008a). (Hrsg.). *Psychodynamik der Sucht. Psychoanalytische Beiträge zur Theorie.* Göttingen: Vandenhoeck & Ruprecht.

Bilitza, K.W. (2008b). (Hrsg.). *Psychotherapie der Sucht. Psychoanalytische Beiträge zur Praxis.* Göttingen: Vandenhoeck & Ruprecht.

Bion, W.R. (1962). *Lernen durch Erfahrung.* Frankfurt/M.: Suhrkamp, 1992.

Bollas, C. (1987). *Der Schatten des Objekts. Das ungedachte Bekannte. Zur Psychoanalyse der frühen Entwicklung*. Stuttgart: Klett-Cotta, 1997.

Burian, W. (1994). *Die Rituale der Enttäuschung. Die Psychodynamik der Droge und die psychoanalytische Behandlung der Drogenabhängigkeit.* Wien: Picus.

Diekmann, A. & Albertini, V. (2008). Psychoanalytisch-interaktionelle Suchttherapie in der Klinik – Erfahrungen mit einer einheitlichen therapeutischen Haltung. In K.W. Bilitza (2008b). (Hrsg.), *Psychotherapie der Sucht. Psychoanalytische Beiträge zur Praxis* (S. 160–178). Göttingen: Vandenhoeck & Ruprecht.

Dornes, M. (2004). Über Mentalisierung, Affektregulation und die Entwicklung des Selbst. *Forum Psychoanal., 20*(2), 175–199.

Drogenbeauftragte (2015a). http://www.drogenbeauftragte.de/drogen-und-sucht/tabak/situation-in-deutschland.html.

Drogenbeauftragte (2015b). http://www.drogenbeauftragte.de/drogen-und-sucht/alkohol/situation-in-deutschland.html.

Drogenbeauftragte (2015c). http://www.drogenbeauftragte.de/drogen-und-sucht/medikamente/situation-in-deutschland.html.

Drogenbeauftragte (2015d). http://www.drogenbeauftragte.de/illegale-drogen/heroin-und-andere-drogen/situation-in-deutschland.html.

Drogenbeauftragte (2015e). http://www.drogenbeauftragte.de/gluecksspiel/situation-in-deutschland.html.

Drogenbeauftragte (2015f). http://www.drogenbeauftragte.de/computerspiele-und-internetsucht.html.

Fenichel, O. (1945). *Psychoanalytische Neurosenlehre.* Bd. II. Frankfurt/M.: Ullstein, 1983.

Fonagy, P. & Target, M. (2003). *Psychoanalyse und die Psychopathologie der Entwicklung,* Stuttgart: Klett-Cotta.

Freud, S. (1898). *Die Sexualität in der Ätiologie der Neurosen.* GW I (S. 489–516). Frankfurt/M.: Fischer.

Freud, S. (1905a). *Drei Abhandlungen zur Sexualtheorie.* GW V (S. 27–146). Frankfurt/M.: Fischer.

Freud, S. (1914). *Zur Einführung des Narzißmus.* GW X (S. 137–170). Frankfurt/M.: Fischer.

Freud, S. (1930). *Das Unbehagen in der Kultur.* GW XIV (S. 421–506). Frankfurt/M.: Fischer.

Glover, E. (1932). On the aetiology of drug-addiction. *Int. Journ. Psychoanal., 13,* 298–328.

Green, A. (1993). Die tote Mutter. *Psyche – Z. Psychoanal., 47,* 205–240.

Heigl-Evers, A., Standke, G. & Wienen, G. (1981). Sozialisationsstörungen und Sucht. Psychoanalytische Aspekte. In W. Feuerlein (Hrsg.), *Sozialisationsstörungen und Sucht. Entstehungsbedingungen, Folgen, therapeutische Konsequenzen* (S. 51–62). Wiesbaden: Akademische Verlagsgesellschaft.

Kernberg, O.F. (1978). *Borderlines-Störungen und pathologischer Narzißmus.* Frankfurt/M.: Suhrkamp.

Khan, M.M.R. (1989). *Entfremdung bei Perversionen.* Frankfurt/M.: Suhrkamp.

Khantzian, E.J. (1985). The self-medication hypothesis of addictive disorders. *Am. Journ. Psychiatry, 142,* 1259–1264.

Kind, J. (1988). Selbstobjekt Automat. Zur Bedeutung der frühen Triangulierung für die Psychogenese der Spielsucht. *Forum Psychoanal., 4*(2), 116–138.

Kohut, H. (1975). Persönliche Mitteilung. In W. Schmidbauer & J. vom Scheidt (Hrsg.), *Handbuch der Rauschdrogen* (S. 472f.). München: Nymphenburger, 2003.

König, K. (1981). *Angst und Persönlichkeit.* Göttingen: Vandenhoeck & Ruprecht.

Krystal, H. & Raskin, H.A. (1970). *Drogensucht. Aspekte der Ich-Funktion.* Göttingen: Vandenhoeck & Ruprecht, 1983.

Lindenmeyer, J. (1998). *Lieber schlau als blau. Entstehung und Behand-*

lung von Alkohol- und Medikamentenabhängigkeit. Weinheim: Beltz, PVU.

McDougall, J. (1997). *Die Couch ist kein Prokrustesbett. Zur Psychoanalyse der menschlichen Sexualität.* Stuttgart: Verlag Internationale Psychoanalyse.

Mentzos, S. (2009). *Lehrbuch der Psychodynamik. Die Funktion der Dysfunktionalität psychischer Störungen.* Göttingen: Vandenhoeck & Ruprecht.

Nitzgen, D. (2008). Psychoanalytische und psychiatrische Perspektiven einer Klassifikation der Suchterkrankungen unter besonderer Berücksichtigung der Frage der Komorbidität. In K.W. Bilitza (2008b). (Hrsg.), *Psychotherapie der Sucht. Psychoanalytische Beiträge zur Praxis* (S. 31–50). Göttingen: Vandenhoeck & Ruprecht.

Radó, S. (1926). Die psychischen Wirkungen der Rauschgifte. *Psyche – Z. Psychoanal., 29*(4), 360–375.

Radó, S. (1934). Psychoanalyse der Pharmakothymie. *Int. Zschr. Psychoanal., 20*, 16–32.

Rascovsky, A. (1997). On drug addiction. A psychoanalytic perspective. In A. Rascovsky (Hrsg.), *Psychoanalysis in Argentina. Selected Articles 1942–1997* (S. 291–318). Buenos Aires: Asociacón Psicoanalitica Argentina.

Reinert, T. (2003). Und sie bewegen sich doch! Modifiziert-analytische Langzeittherapie bei Patienten/innen mit schweren Borderline-Störungen. In A. Gerlach, A.-M. Schlösser & A. Springer (Hrsg.), *Psychoanalyse mit und ohne Couch. Haltung und Methode* (S. 208–220). Gießen: Psychosozial.

Reinert, T. (2006). Zwischen Tiefenregression und (selbst-)mörderischer Destruktivität. Zur notwendigen Spannbreite des therapeutischen Rahmens bei der modifiziert-analytischen Behandlung von Borderline-Patienten. In A. Springer, A. Gerlach & A.-M. Schlösser (Hrsg.), *Störungen der Persönlichkeit* (S. 263–280). Gießen: Psychosozial.

Riedesser, P., Fischer, G. & Schulte-Markwort, M. (1998). Zur Entwicklungspsychologie und -pathologie des Traumas. In A. Streeck-Fischer (Hrsg.), *Adoleszenz und Trauma* (S. 79–91). Göttingen: Vandenhoek & Ruprecht.

Rosenfeld, H.A. (1960). Über Rauschgiftsucht. *Psyche – Z. Psychoanal., 14*(9), 481–495.

Rost, W.-D. (1987). *Psychoanalyse des Alkoholismus. Theorie, Diagnostik, Behandlung.* Stuttgart: Klett-Cotta.

Rost, W.-D. (1990). Suchtpersönlichkeit aus psychoanalytischer Sicht am Beispiel von Bulimie und Spielsucht. In W. Gross (Hrsg.), *Sucht ohne Drogen.* Frankfurt/M.: Fischer.

Rost, W.-D. (2008). Die ambulante Suchttherapie in der Praxis des Psychoanalytikers. In K.W. Bilitza (2008b). (Hrsg.), *Psychotherapie der Sucht. Psychoanalytische Beiträge zur Praxis* (S. 67–79). Göttingen: Vandenhoeck & Ruprecht.

Searles, J.S. (1994). Verhaltensgenetische Forschungen zum Risikofaktor Alkoholismus bei Kindern von Alkoholabhängigen. In C. Appel (Hrsg.), *Kinder alkoholabhängiger Eltern. Ergebnisse der Suchtforschung* (S. 180–221). Freiburg i. Br.: Lambertus.

Simmel, E. (1948). Alkoholismus und Sucht. In L. Herrmanns & U. Schulz-Venrath (Hrsg.), *Ernst Simmel. Psychoanalyse und ihre Anwendungen. Ausgewählte Schriften* (S. 114–132). Frankfurt/M.: Fischer, 1983.

Spitz, R.A. (1965). *Vom Säugling zum Kleinkind. Naturgeschichte der Mutter-Kind-Beziehungen im ersten Lebensjahr.* Stuttgart: Klett-Cotta, 1985.

Steiner, J. (1998). *Orte des seelischen Rückzugs.* Stuttgart: Klett-Cotta.

Stern, D.N. (1985). *Die Lebenserfahrung des Säuglings.* Stuttgart: Klett-Cotta, 1992.

Subkowski, P. (2008). Störungen der Trieborganisation in Suchtentwicklungen. In K.W. Bilitza (2008a). (Hrsg.), *Psychodynamik der Sucht. Psychoanalytische Beiträge zur Theorie* (S. 51–90). Göttingen: Vandenhoeck & Ruprecht.

Tress, W. (1985). Zur Psychoanalyse der Sucht. Eine Studie am objektpsychologischen Modell. *Forum Psychoanal.*, *1*(2), 81–92.

Voigtel, R. (1996). Die Überlassung an das unbelebte Objekt. Zur Diagnostik der Sucht. *Psyche – Z. Psychoanal.*, *50*(8), 715–741.

Voigtel, R. (2000). Formen der Sucht. *Forum Psychoanal.*, *16*(1), 16–44.

Voigtel, R. (2001a). *Rausch und Unglück. Die psychischen und gesellschaftlichen Bedingungen der Sucht.* Freiburg: Lambertus.

Voigtel, R. (2001b). Sucht als passiver Selbst-Mord. In B. Gerisch & I. Gans (Hrsg.), *Ich kehre in mich selbst zurück und finde eine Welt. Autodestruktivität und chronische Suizidalität* (S. 101–118). Göttingen: Vandenhoeck & Ruprecht.

Voigtel, R. (2006). Sucht als Abwehr. In M. Buchholz & G. Gödde (Hrsg.), *Das Unbewusste in der Praxis. Erfahrungen verschiedener Professionen.* Bd. 3 (S. 281–314). Gießen: Psychosozial.

Winnicott, D.W. (1958). *Von der Kinderheilkunde zur Psychoanalyse.* Frankfurt/M.: Fischer, 1983.

Winnicott, D.W. (1965). *Reifungsprozesse und fördernde Umwelt.* Frankfurt/M.: Fischer, 1984.

Wurmser, L. (1987). *Flucht vor dem Gewissen. Analyse von Über-Ich und Abwehr bei schweren Neurosen.* Berlin: Springer.

Wurmser, L. (2008). Übertragung und Gegenübertragung bei Patienten mit Suchtproblemen. In K.W. Bilitza (2008b). (Hrsg.), *Psychotherapie der Sucht. Psychoanalytische Beiträge zur Praxis* (S. 145–159). Göttingen: Vandenhoeck & Ruprecht.